Harnkunde

Harnorgane / Harnbildung / Harn
Harnuntersuchung / Harndeutung

Eine leicht verständliche Einleitung
zur Beurteilung des Harns in Krankheitsfällen
für Angehörige aller Heil-, Pflege-
und Gesundheitsberufe

von

Dr. Hugo Thaa

Mit 48 Abbildungen im Text nach Original-
zeichnungen v. Albert Erbert

6. Auflage 1984
ISBN 3-87240-056-8

Alwin Fröhlich
Verlag
Bad Vilbel

Druck: Druckhaus K. Schmitt Wwe. KG · 6000 Frankfurt 1

Inhaltsübersicht

I. Teil

Harnorgane – Harnbildung – Harn

1. Lage und Bau der Harnorgane

1. *Welche Teile des menschlichen Körpers bezeichnet man als Harnorgane?*

A. Als Harnorgane bezeichnet man (s. Abb. 1):

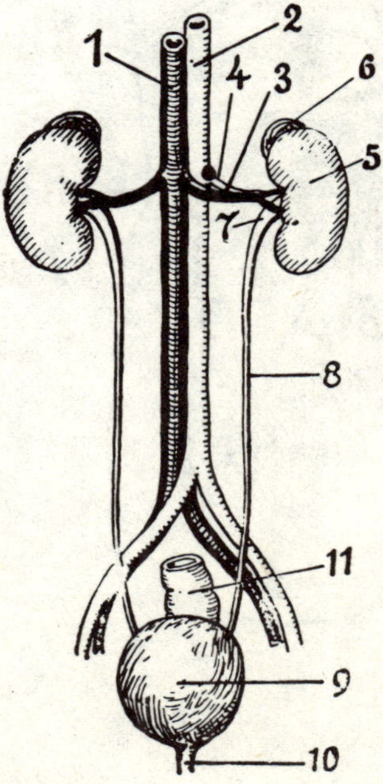

Abb. 1 Harnorgane

1 = Bauchschlagader
2 = untere Hohlblutader
3 = Nierenschlagader
4 = Nierenblutader
5 = Niere
6 = Nebenniere
7 = Nierenbecken
8 = Harnleiter
9 = Harnblase
10 = Harnröhre
11 = Mastdarm

1. die Nieren,
2. die ableitenden Harnwege, das sind:
   a) die Harnleiter,
   b) die Harnblase,
   c) die Harnröhre.

2. Welche Lage nehmen die Nieren im Körper ein?

A.: Die Nieren liegen in dem hinteren Bauchfellraum rechts und links neben der Wirbelsäule, im Raum zwischen dem 11. Brust- und 3. Lendenwirbel.

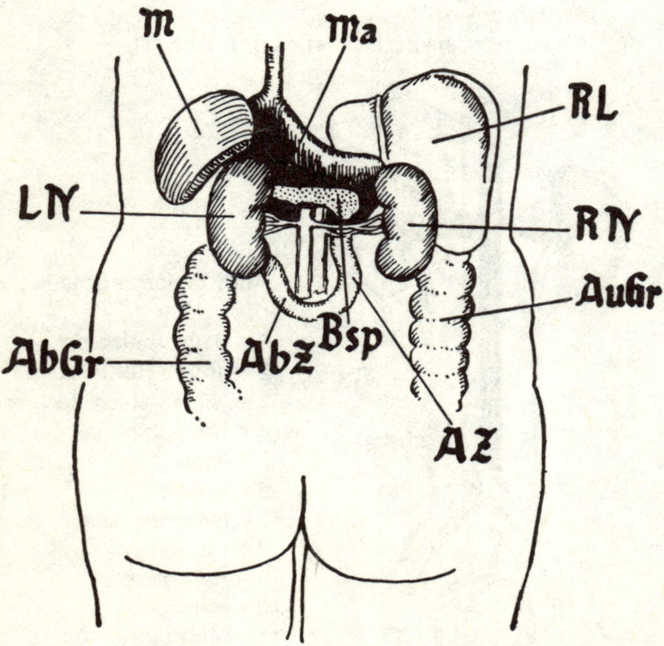

Abb. 2
Die Lage der Nieren von hinten gesehen

RN = Rechte Niere
RL = Rechter Leberlappen
AuGr = Aufsteigender Grimmdarm
AbZ = Absteigender Zwölffingerdarm
LN = Linke Niere
Mi = Milz
AbGr = Absteigender Grimmdarm
AZ = Aufsteigender Zwölffingerdarm
Ma = Magen
Bsp = Bauchspeicheldrüse

An die rechte Niere grenzen vorn der rechte Leberlappen, hinten der aufsteigende Grimmdarm und an die nach der Mitte zu zeigende Seite der absteigende Zwölffingerdarm. Die linke Niere wird seitlich von der Milz, unten von dem absteigenden Grimmdarm sowie von der Bauchspeicheldrüse und dem Magen begrenzt. Vor der Innenfläche der linken Niere liegt der aufsteigende Zwölffingerdarm (s. Abb. 2).

3. *Welche Form und Größe haben die Nieren?*

A.: Die Nieren haben die Form einer Bohne und sind etwa etwa 12 cm lang, 7 cm breit und 3 cm dick (s. Abb. 3).

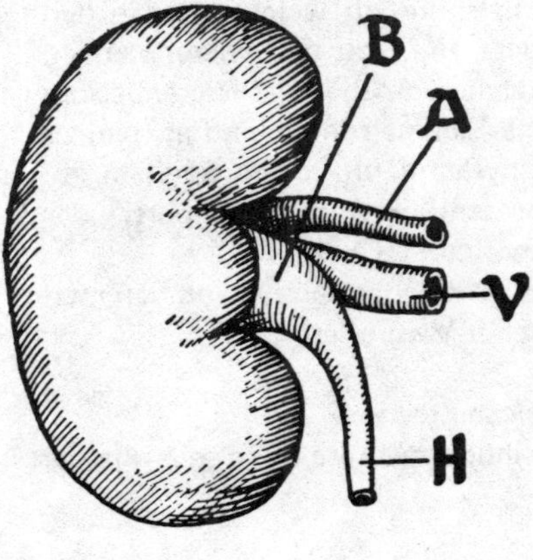

Abb. 3
Linke Niere,
von hinten gesehen

A = Nierenarterie (Nierenschlagader)
V = Nierenvene (Nierenblutader)
B = Nierenbecken
H = Harnleiter

4. *Wie ist die Farbe der Nieren?*
A.: Die Farbe der Nieren ist rötlich-braun.

5. *Was unterscheidet man an der Niere hinsichtlich der Form?*
A.: Man unterscheidet eine vordere und eine hintere Fläche, sowie einen nach außen liegenden gewölbten und einen nach innen liegenden vertieften Rand (s. Abb. 3).

6. *Wie ist der innere Bau der Niere?*
A.: Wenn man eine Niere gleichlaufend zur Vorderfläche durchschneidet, hat man zunächst außen einen bindegewebigen Überzug; darunter folgt die an Masse weitaus größte Gewebspartie, die dunkelhäutige sogenannte Rindenschicht, und in diese strahlt mit pyramidenförmigen helleren Gebilden die Markschicht ein, an die sich dann die Nierenkelche und das Nierenbecken anschließen. Die Abb. 4 gibt uns einen klaren Überblick darüber.

7. *Woraus besteht das Gewebe der Niere?*
A.: Das sogenannte Nierenparenchym, d. h. das organeigene Grundgewebe der Niere, wird durch die Harnkanälchen gebildet, deren jede der beiden Nieren etwa 1 Million enthält. Die Harnkanälchen münden jeweils in größerer Zahl in je eine Sammelröhre, in welcher der in den Harnkanälchen gebildete Harn zu den Nierenpapillen (Abb. 4) und Nierenkelchen hinab in das Nierenbecken fließt (Abb. 4). Solche Sammelröhren sind es, die, zu insgesamt 15 bis 20 pyramidenförmigen Bündeln zusammenliegend, im wesentlichen die Markpartie der Niere bilden, wie in Abbildung 3 zu sehen.
Abbildung 5 zeigt uns ein solches Büschel von Sammelröhren in mikroskopischer Vergrößerung.

8. *Wie sind die Harnkanälchen gebaut?*
A.: Wir unterscheiden an ihnen mehrere Teile, die uns die

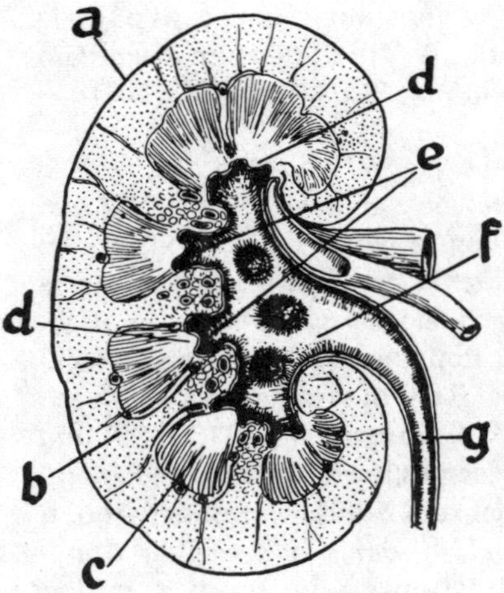

Abb. 4
Niere im Schnitt

a = Bindegewebige Hülle
b = Nierenrinde
c = Nierenmark
d = Nierenpapillen
e = Nierenkelche
f = Nierenbecken
g = Harnleiter

Abbildung 6 veranschaulichen soll, auf der mehrere Harnkanälchen, in eine Sammelröhre einmündend, in schematisierter Darstellung wiedergegeben sind.

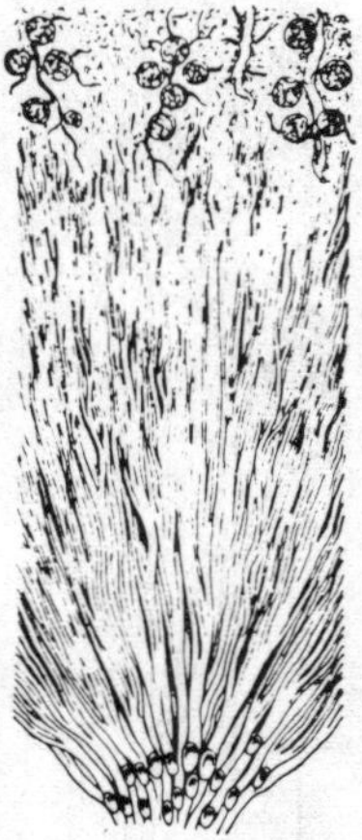

Abb. 5

Ein Sammelröhrenbündel in mikrosk. Vergrößerung. Oben eine Anzahl Harnkanälchen mit den in traubenartiger Anordnung erscheinenden Kapselgebildden, den sogen. Malpighischen Körperchen. (Nach Bourgery)

Jedes Harnkanälchen beginnt mit einem Malpighischen Körperchen (Abb. 6 M), so benannt nach dem italienischen Anatomen Marcello Malpighi (1618 – 94).

9. *Woraus bestehen die Malpighischen Körperchen?*

A.: Diese winzigen Gebilde von nur etwa 0,13 – 0,22 mm Durchmesser – 1 Million in jeder Niere! – bilden den interessantesten und wichtigsten Teil des ganzen Harnapparates. Entsprechend eigenartig ist auch ihr Bau. Sie bestehen aus einer doppelwandigen kugel- bis sackförmigen Bildung, der Bowmanschen Kapsel (nach dem Londoner Arzt Will. Bowman, 1816 – 92) und aus einem knäuelförmigen Blutgefäßbündel („Glomerulus"). Der Übersichtlichkeit halber sind in der Abb. 6 die Blutgefäße weggelassen; dafür zeigt uns die Abbildung 7 ein Malpighisches Körperchen in starker Vergrößerung und schematisierter Darstellung.

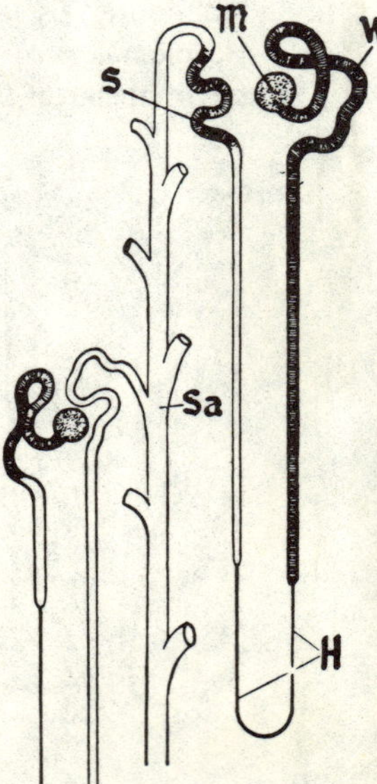

Abb. 6
Mehrere Harnkanälchen, in eine Sammelröhre mündend (schematisierte Darstellung)

M = Malpighisches Körperchen
W = Gewundener Teil des Harnkanälchens
H = Henlesche Schleife
S = Schaltstück
Sa = Sammelröhre

10. Wie erklärt sich diese sonderbare Vereinigung von Harnkanälchen und Blutgefäß?

A.: Um zum vollen Verständnis der Konstruktion der Malpighischen Körperchen zu gelangen, macht man sich am besten ihre Entstehung klar, die so erfolgt, daß gegen das blinde Ende eines Harnkanälchens (Abb. 8,1) ein Blutgefäß vorstößt und es eindrückt (Abb. 8,2).

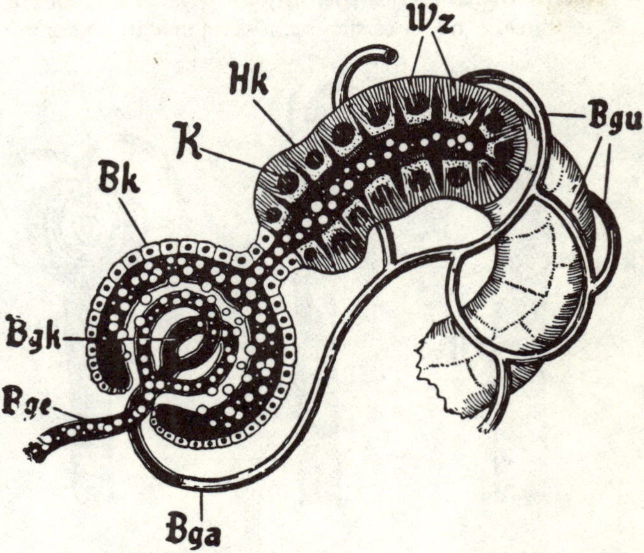

Abb. 7
Malpighisches Körperchen
(halbschematisch, im Schnitt)

Hk = Teil der gewundenen Partie (vgl. Abb. 6, W) eines Harnkanälchens im Schnitt, die Wandzellen (Wz) mit ihren Kernen (K) erkennen lassend
Bk = Bowmansche Kapsel = Doppelwandige Ausbuchtung des Harnkanälchens (vgl. Abb. 6, M)
Bge = Das in die Kapsel eintretende Blutgefäß
Bgk = Die Knäuelung dieses Blutgefäßes im inneren Hohlraum der Kapsel
Bga = Das wieder austretende, jetzt engere Blutgefäß
Bgu = Das Harnkanälchen umspinnende Blutgefäße

Das Blutgefäß wächst in der so gebildeten Ausstülpung des Harnkanälchens weiter, indem es sich knäuelig zusammenlegt; die Ausstülpung wird dadurch erweitert und oben zusammengezogen, so daß eine doppelwandige Kapsel entsteht (Abb. 8,3). Das Blutgefäß muß nun aber auch wieder aus dem engen Behälter heraus; es drängt sich also nach der Eintrittsstelle hin, wo eine kleine Öffnung verblieben ist, und zwängt sich zu dieser hinaus, indem es sich recht dünn macht. So kommt

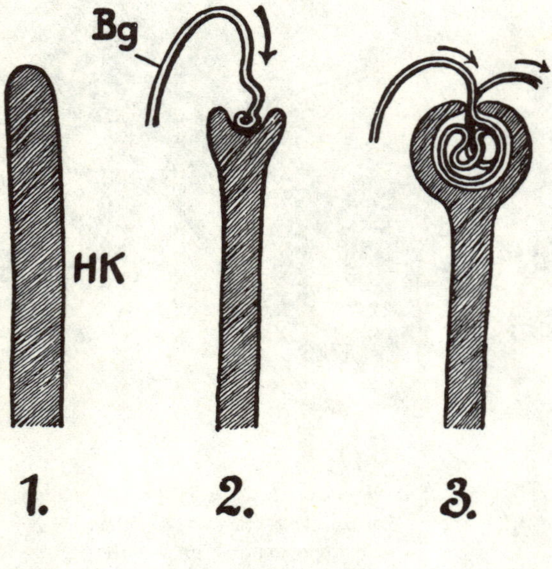

Abb. 8
Entwicklung eines M a l p i g h i schen Körperchens

1. Das blinde Ende eines Harnkanälchens (Hk)
2. Ein vorstoßendes Blutgefäß (Bg) stülpt das Ende des Harnkanälchens ein.
3. Weitere Ausbuchtung der Einstülpung zu einem kapselförmigen, doppelwandigen Gebilde, in dessen Hohlraum das Blutgefäß sich knäuelförmig windet, um schließlich an seiner Eintrittsstelle die Kapsel in verengtem Zustand wieder zu verlassen.

der für die Funktion des ganzen, in den Malpighischen Körperchen vorliegenden Apparates bedeutungsvolle Sachverhalt zustande, daß das Blutgefäß bei seinem Austritt aus der Kapsel enger ist als bei seinem Eintritt (vgl. auch Abb. 7).

11. *Welche Bewandtnis hat es mit den übrigen, in Abbildung 6 bezeichneten Teilen des Harnkanälchens?*

A.: Der unmittelbar an das Malpighische Körperchen

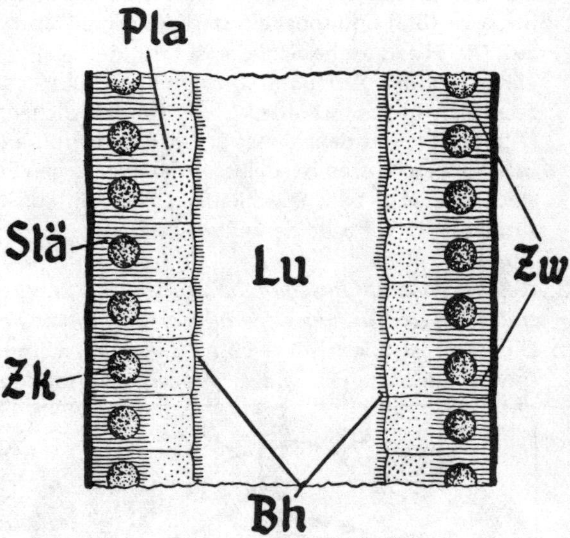

Abb. 9
Harnkanälchen im Schnitt (mikroskopisch)

Zw = Wandzellen des Harnkanälchens
Zk = Zellkerne
Lu = Inneres des Harnkanälchens
Bh = Bürstenbesatz der Zellen
Stä = Stäbchenstruktur
Pla = Gekörntes Plasma

sich anschließende, gewundene, dicke Teil des Harnkanälchens und die darauf folgende, gleichfalls noch starke Partie des absteigenden Schenkels der Henleschen Schleife (Abb. 6, H) weisen einen eigenartigen Bau ihrer Wandzellen auf. Wie in Abbildung 9 an einem mikroskopisch vergrößerten Längsschnitt durch eine gerade Strecke des gewundenen Anteils eines Harnkanälchens zu sehen ist, senden die Zellen der Wandungen (Zw) in das Innere des Röhrchens, das Lumen (Lu), einen feinhaarigen Bürstenbesatz (Bh) hinein. Im übrigen weisen die Wandzellen an ihrem Grunde eine stäbchenartige Struktur (Stä) und sonst ein stark körniges Plasma (Pla) auf. Die Henlesche Schleife ist mitunter länger, meist kürzer und am Anfang- und Endteil verdickt; letzterer setzt sich in das Schaltstück des Harnkanälchens fort (Abb. 6, S), mit dem dieses an die Sammelröhre (Abb. 6, Sa) angeschlossen ist. In ihrem Feinbau zeigen Schaltstück wie Henlesche Schleife, abgesehen von deren Anfangsteil, nichts Bemerkenswertes.

12. *Welche anderen Bestandteile enthält die Niere noch außer den das Grundgewebe bildenden Harnkanälchen?*

A.: Die Niere ist ungemein reich an Blutgefäßen, und zwar sowohl an Arterien wie an Venen. In Abbildung 3

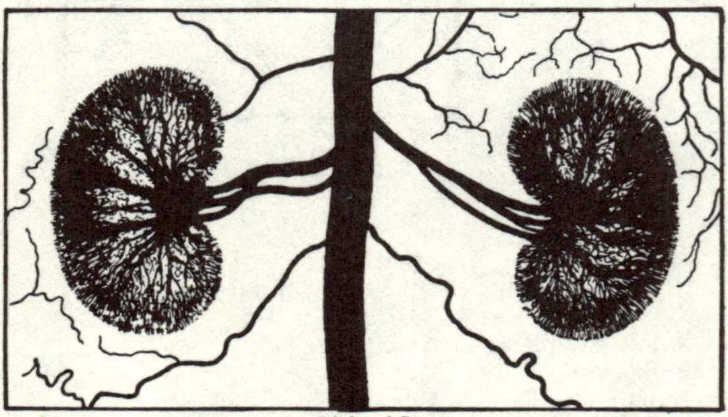

Abb. 10
Röntgenbild des Blutgefäßsystems der Niere
(Nach Bier-Braun-Kümmel: Chirurgie)

sehen wir an der sogenannten Nierenwurzel die Nierenarterie ein- und die stärkere Nierenvene austreten. Beide verzweigen sich innerhalb der Niere millionenfältig, da ja, wie wir gehört haben, allein jedes der Million Malpighischen Körperchen ein feines Blutgefäß enthält; außerdem sind die übrigen Teile des Harnkanälchens von Blutgefäßen umsponnen. Abbildung 10 vermittelt uns einen Begriff von dem Blutgefäßreichtum der Nieren.

13. Enthält die Niere noch weitere Gewebselemente?

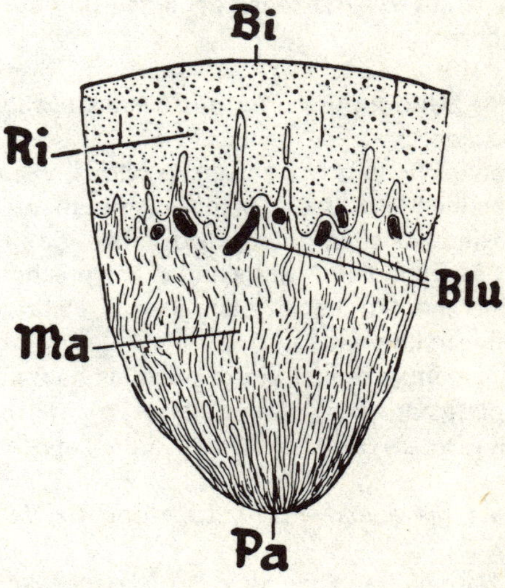

Abb. 11
Übersicht über das Nierengewebe (Parenchym)

Bi = Bindegewebiger Überzug
Ri = Rindenschicht
Blu = Blutgefäße im Schnitt
Ma = Markschicht
Pa = Papille (vgl. Abb. 4)

A.: Ja; Lymphgefäße, Nerven und – verhältnismäßig wenig – Bindegewebe.
Verschaffen wir uns zum Schluß dieser Beschreibung des Baues der Niere noch einmal einen Überblick über das Wesentliche anhand der Abbildung 11, so haben wir da oben zunächst den bindegewebigen Überzug (Bi); darauf folgt die Rindenschicht (Ri) mit den Harnkanälchen und den als dunkle Punkte hervortretenden Malpighischen Körperchen. An der Grenze zwischen Rinden- und Markschicht (Ma) sind mehrere Blutgefäße (Blu) im Schnitt getroffen; hier findet nämlich die Hauptverzweigung der Blutgefäße statt. Die Markpartie besteht aus Henleschen Schleifen und aus den Sammelröhren.

14. Welche Bewandtnis hat es mit Nierenkelchen und Nierenbecken?

A.: Nierenkelche und Nierenbecken bilden, wie Abbildung 4 erkennen läßt, das Ausführungssystem der Niere. An den Nierenkelchen unterscheidet man die „kleineren", die der Zahl der Nierenpapille entsprechen, und die „größeren", zu denen sich jeweils mehrere kleinere vereinigen können.
Das Nierenbecken ist ein mit Schleimhaut ausgekleidetes, plattgedrücktes, dünnwandiges, trichterförmig-sackartiges Organ, das wechselnde Formen annehmen kann.

15. Wie ist die äußere Form, Lage und Größe der Harnleiter?

A.: Die Harnleiter, in die sich das Nierenbecken fortsetzt (s. Abb. 4), sind etwa bleistiftdicke mit Schleimhaut ausgekleidete Muskelschläuche, welche den Harn aus dem Nierenbecken in die Harnblase befördern. Sie sind etwa 25 cm lang und haben einen Durchmesser von 0,5 cm. Sie verlaufen an der Rückenwand des Bauches außerhalb des Bauchfelles und ziehen über die Beckenschaufeln nach vorne, wo sie unten seitlich in die Harnblase einmünden. Die Einmündungsstelle wird bei gefüllter Blase durch eine Schleimhautfalte ventilartig verschlossen.

16. Wie ist Form, Lage und Größe der Harnblase?

A.: Die Blase, ein muskulöses, sehr dehnbares Organ, hat ungefähr die Form eines Eies (s. Abb. 12) und liegt dicht hinter der Schambeinfuge in der vorderen Bekkengegend. Im entleerten Zustand ist sie nur ein kleiner Wulst, der nicht über die Schambeinfuge hinausragt. In gefülltem Zustand ist sie ein ballonartiges Gebilde mit einem Fassungsraum von mehr als 1/2 Liter. Sie hat drei Öffnungem: die beiden Öffnungen der Harnleiter, aus welchen der Blase der Harn zufließt, und die Harnröhrenöffnung, welche durch einen ringförmigen Schließmuskel verschlossen wird. Der Blasengrund geht mit einer trichterförmigen Verengerung in die Harnröhre über (s. Abb. 13). Dieser Teil der Blase wird als Blasenhals, der nach oben zu liegende Teil als Blasenscheitel und der zwischen Scheitel und Grund liegende Teil als Blasenkörper bezeichnet. Beim Mann grenzt die Harnblase hinten an den Mastdarm und die Samenblase, bei der Frau an die Scheide und den Hals der Gebärmutter.

17. Wie ist der feinere Bau der Harnblase?

A.: Zuinnerst liegt die Schleimhautschicht; diese bildet bei leerer Blase Falten, die sich bei Füllung wieder ausgleichen. Darauf folgt nach außen die Muskelschicht, die sich ihrerseits wiederum aus drei Schichten zusammensetzt, nämlich aus einer netzförmig angeordneten inneren Schicht (s. Abb. 13), aus einer mittleren, querverlaufenden Ringmuskelschicht und aus einer äußeren, im wesentlichen aus längs verlaufenden Muskelbündeln bestehenden Schicht. Den äußeren Überzug der Blase bildet teils eine besondere Haut, teils das Bauchfell. Die Ringmuskelschicht der Harnblase ist am Blasenhals

Abb. 12
Harnblase (Äußeres von der Seite)

W = Die muskulöse Wandung der Harnblase; RH = Rechter Harnleiter; LH = Linker Harnleiter; AH = Anfangsteil der Harnröhre; Sch = Harnblasenscheitel; Gr = Harnblasengrund; Bd = zum Nabel führendes Band.

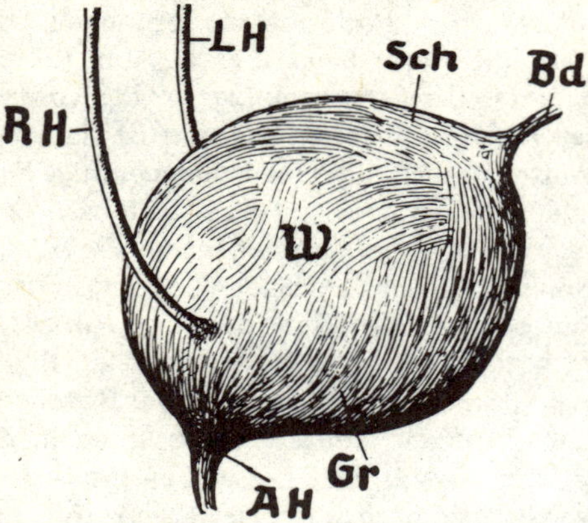

besonders verstärkt und bildet hier den unwillkürlichen inneren Schließmuskel der Blase, welcher beim Mann innerhalb der Vorsteherdrüse gelegen ist.

18. Wie ist Form, Lage und Größe der Harnröhre?

A.: Ihre Länge ist bei den beiden Geschlechtern verschieden.

a) Beim Mann ist die Harnröhre durchschnittlich etwa 20 – 25 cm lang. Sie wird in ihrem Anfangsteil von der Vorsteherdrüse umgeben, darauf folgt ein kurzer Teil, der nur von Bindegewebe umschlossen ist, und darauf ein langer Teil, der von einem Schwellkörper umgeben ist.

b) Bei der Frau ist die Harnröhre nur etwa 2,5 – 4 cm lang. Sie verläuft von der Blase aus schräg ab und vorwärts unter dem Schambein her und mündet in den Vorhof der Scheide.

Abb. 13
Harnblase (Inneres von vorn)

Im Hintergrund sieht man durch die Schleimhaut hindurch die netzförmige Muskelschicht (Nemu); der Wandschnitt (Wsch) zeigt die muskulöse Struktur des Organs. Am Blasengrund die Einmündungen der beiden Harnleiter (Hl); vorn unten der Übergang in die Harnröhre (Hr).

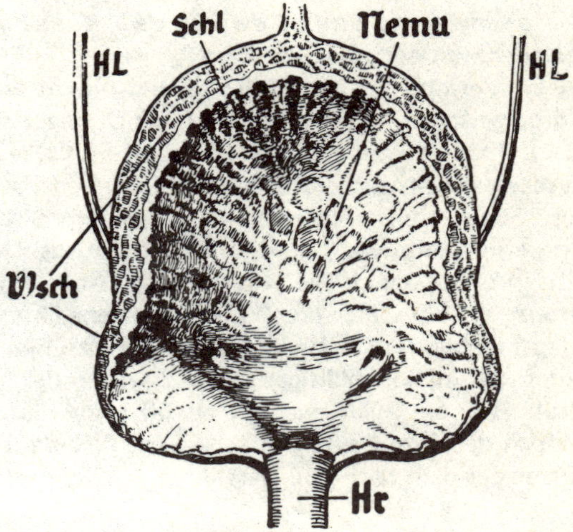

Tätigkeit der Harnorgane

19. Welche Aufgabe erfüllen die Harnorgane?

A.: Die Harnorgane stellen in ihrer Gesamtheit das wichtigtigste Ausscheidungsorgan des Körpers dar, durch das die meisten Endprodukte des Stoffwechsels, wertlose oder schädliche Nahrungsbestandteile, Abbauprodukte der Körpersubstanz sowie überschüssige Flüssigkeit und Salze den Körper verlassen. Die Harnabsonderung dient zugleich der Ausscheidung, der Entschlackung und Entgiftung des Organismus, wie auch der Regulierung seines Wasser- und Mineralstoffhaushaltes, insbesondere des sogenannten „Säure-Basen-Gleichgewichts".

20. *In welcher Weise bewerkstelligen die Harnorgane diese Aufgabe?*

A.: Sie ist in erster Linie Obliegenheit der Niere; diese ist das eigentliche harnbereitende Organ; die anderen Teile des Harnsystems dienen lediglich als Sammel- und Ableitungsapparate für den in der Niere gebildeten Harn.

21. *Wie gelangen die Stoffe, die aus dem Körper ausgeschieden werden sollen, zur Niere?*

A.: Durch Vermittlung des Blutes. Dieses nimmt aus den Körpergeweben, unterstützt durch die Drainage-Anlage des Lymphsystems, mit überschüssiger Flüssigkeit und in dieser gelöst, entbehrliche, überflüssige oder schädliche Salze, Stoffwechselabfälle, Abbauprodukte der Körpersubstanz usw. auf und trägt sie zu den Nieren hin, in die es durch die Nierenarterie (Abb. 3 A) einströmt, um sie später durch die Nierenvene (Abb. 3 V) wieder zu verlassen. Unablässsig kreist der Blutstrom durch das millionenfältige Blutgefäßsystem der Nieren (Abb. 10), und nicht weniger als 60 Liter Flüssigkeit werden dabei im Laufe des Tages innerhalb der beiden Nieren aus dem Blut abfiltriert.

22. *Aber so viel Harn entleert der Mensch doch niemals?*

A.: Nein – und damit kommen wir zu dem Mechanismus der Harnbildung in der Niere.
Von der Hauptnierenarterie (Abb. 3 A) zweigen innerhalb der Niere, wie in Abbildung 10 zu sehen, zahllose kleinere und aus diesen wieder kleinste Arterien ab. Die feinsten Endästchen dieser kleinsten Arterien sind es, die, wie früher beschrieben und in den Abbildungen 7 und 8 dargestellt, mit den Endigungen der Harnkanälchen die Malpighischen Körperchen bilden, in denen die Harnabsonderung ihren Anfang nimmt.

23. *Wie geht das vor sich?*

A.: Es wurde früher darauf hingewiesen, daß das innerhalb

der doppelwandigen Bowmanschen Kapsel des Malpighischen Körperchens das Wundernetz bildende Blutgefäßchen bei seinem Austritt aus der Kapsel enger ist als bei seinem Eintritt. Infolgedessen und zufolge der vielfachen Windung und Knäuelung des Blutgefäßchens innerhalb der Kapsel muß hier der Druck des durchströmenden Blutes steigen, genau so etwa wie in einem Gartenschlauch, der sich verwickelt hat und durch einen Knick verengt ist. Unter diesem erhöhten Blutdruck wird innerhalb des Malpighischen Körperchens ein Teil der Blutflüssigkeit – natürlich ohne die roten Blutkörperchen, deren Farbstoffgehalt die Rotfärbung des Blutes bedingt, aber mit einem Teil der in ihr gelösten Schlacken und Salze – aus dem feinen verknäuelten Blutgefäßschlauch durch dessen hauchdünne Wändchen hindurch nach außen gepreßt und tritt – unter dem fortwirkenden Druck – auch noch durch die zarte innere Wandung der Bowmanschen Kapsel hindurch in den von deren beiden Wandungen gebildeten Hohlraum, der ja nichts anderes ist als das Innere des oben ausgebuchteten Endes des Harnkanälchens (Abb. 7 und 8).

24. *Dann ist die Harnbildung also nur ein einfaches Abpressen, sozusagen ein Abfiltrieren der Schlackenlösung von den festen und gebundenen Bestandteilen des Blutes?*

A.: Das nahm man früher an; aber wir sind ja mit der Beschreibung des Vorganges noch nicht am Ende, und überdies spricht gegen diese Auffassung außer anderem die oben erwähnte Tatsache, daß in den Malpighischen Körperchen, wie man berechnen konnte, täglich etwa 40 mal so viel Flüssigkeit aus dem Blut abgesondert, wie an Harn entleert wird.

25. *Welche Erklärung hat sich für diesen Widerspruch ergeben?*

A.: Da müssen wir zu den bisherigen Ausführungen zunächst noch ergänzend hinzufügen, daß der Austritt der Schlackenlösung aus dem Blut innerhalb der Malpighischen Körperchen sicherlich nicht nur ein rein physikalischer Vorgang, eine einfache, auf den Gesetzen von Osmose und Diffusion beruhende Filtration ist, sondern daß hierbei ein Mitwirken von biologischen Leistungen der Gefäß- und Kapselwandzellen angenommen werden muß, wie solche z. B. auch den Darmwandzellen bei der Aufsaugung der Nährstoffe zweifellos zukommen. Kaum zu bezweifeln ist jedenfalls, daß solche lebensgesetzlich bedingten, unserer Einsicht verborgenen, auslesenden („elektiven" oder „selektiven") Wirkstoffe der Zelle in der nun folgenden Phase der Harnbildung eine entscheidende Rolle spielen.

26. Wie ist der Vorgang?

A.: Das in den Malpighischen Körperchen aus dem Blut als vorläufiges Produkt abgeschiedene Abwasser fließt nun im Inneren des Harnkanälchens an dem Bürstenbesatz (Abb. 9, Bh) herab. In diesen unzähligen feinen Bürstenhärchen, mit denen jedes Harnkanälchen ausgekleidet ist, haben wir aber sicher nichts anderes vor uns als ein System von Saugröhrchen, das aus dem vorbeifließenden Strom alles das in gelöster Form ausliest und aufsaugt, was noch im Organismus Verwertung finden kann.

Diese Anteile passieren nun die Wandzellen der Harnkanälchen, gelangen an deren Grund zu dem Stäbchensystem, das vermutlich ebenfalls aus feinsten Röhrchen besteht, werden durch dieses in das Blutgefäßnetz überführt, das die Harnkanälchen eng umspinnt, – und so kehrt der weitaus größte Teil der ursprünglich in den Malpighischen Körperchen ausgeschiedenen Flüssigkeit mit zahlreichen in ihr gelösten Bestandteilen mit dem Blut wieder in den Körper zurück.

27. Und was wird mit der restlichen Schlackenlösung in den Harnkanälchen?

A.: Diese stellt nun den fertig gebildeten Harn dar, der, durch die Harnkanälchen weiterfließend, in die Sammelröhren gelangt und aus diesen schließlich durch Nierenpapillen und Nierenkelche ins Nierenbecken träufelt. (Man vergleiche hierzu die Abbildungen 4 und 6.) Von da gelangt der Harn in die Harnleiter, die ihn durch rhythmische Zusammenziehungen zu jeweils 5 – 10 Tropfen in die Harnblase abfließen lassen, wo er sich ansammelt.

Der Rückfluß des Harnes von der Blase nach dem Nierenbecken wird durch die ventilartig wirkenden Schleimhautfalten an der Einmündungsstelle der Harnleiter in die Blase verhindert. Das Fassungsvermögen der Blase schwankt bei den Geschlechtern. Im Durchschnitt beträgt es beim Mann 750 ccm und bei der Frau etwa 650 ccm. Die Elastizität der Mündung der Harnblase in die Harnröhre und die Zusammenziehung des Schließmuskels verhindern das stete und unwillkürliche Ablaufen des Harnes aus der Blase. Beim Mann wirkt hierbei auch noch die Vorsteherdrüse mit.

Die Entleerung der Blase erfolgt dadurch, daß die Schließmuskeln erschlaffen und die Muskulatur der Blasenwand sich zusammenzieht. Auf diese Weise wird die Flüssigkeit aus der Harnblase ausgedrückt, wobei auch die Bauchpresse mithelfen kann.

28. Wodurch wird die Harnentleerung geregelt?

A.: Die Regelung der Harnentleerung erfolgt durch ein Nervenzentrum, das im untersten Teil des Rückenmarkes gelegen ist. Dieses Nervenzentrum steht in Verbindung mit dem Großhirn, von dem es seinen Antrieb erhält. Beim Säugling fehlt diese regulierende Tätigkeit des Großhirns noch, so daß es zu einer unwillkürlichen Harnentleerung kommt. Beim erwachsenen Menschen dagegen ist die Harnentleerung eine willkürliche, d. h.

sie hängt von seinem persönlichen Willen ab.

3. Der Harn des gesunden Menschen

29. *Als was hat man den Harn zu betrachten?*
A.: Der Harn oder Urin (vom lat. *urina*) ist eine dünne, zu etwa 95 % aus Wasser bestehende Lösung von Salzen, Produkten des Körperstoffwechsels und -substanzabbaues, von Durchgangs- und körperfremden Stoffen.

30. *Und worin liegt die eigentliche Bedeutung der Erforschung der Harnbeschaffenheit?*
A.: In erster Linie darin, daß uns der Urin infolge seines Gehaltes an Produkten des inneren Stoffwechsels einen weitgehenden Einblick in dieses lebenswichtige Geschehen gibt. Manche krankhaften Störungen und damit verbundene Organerkrankungen können entdeckt werden. Außerdem gibt er uns eine Auskunft über etwaige Schädigungen der Harnorgane selbst.

31. *Was versteht man unter „innerem Stoffwechsel"?*
A.: Die Umwandlung der mit der Nahrung aufgenommenen Nährstoffe bzw. der in dieser enthaltenen chemischen Energie in biologische Leistungen, in Körperkraft, Körperwärme und Aufbau von Körpersubstanz. Hierbei werden die Stoffe unter Einwirkung des eingeatmeten Sauerstoffes chemisch abgebaut, „oxydiert", und es entstehen Spalt- und schließlich Endprodukte, die größtenteils durch den Harn ausgeschieden werden. Unter krankhaften Bedingungen ändert sich oft die Art und Menge dieser Auswurfstoffe, und daraus kann man Rückschlüsse auf die im Körper vor sich gehenden Störungen ziehen.

32. *Welche Produkte enthält der Harn außer dem Wasser unter normalen Umständen?*

A.: Da wären zunächst an sogenannten anorganischen, größtenteils dem Mineralstoffhaushalt des Körpers entstammenden Substanzen aufzuführen die sogenannten „Kationen" Natrium, Kalium, Kalzium, Magnesium, Eisen, Ammoniak.

33. *Woher kommt das Natrium?*
A.: Hauptsächlich aus dem Kochsalz (Natriumchlorid, NaCl), das, vorwiegend in Blut und Gewebssäften gelöst, im Körper in großer Menge auftritt.

34. *Und das Kalium?*
A.: Das Kalium findet sich im Organismus in wesentlich geringerer Menge als Natrium und dementsprechend auch im Harn; bei vorwiegend pflanzlicher Kost, reichlicher Wasseraufnahme und im Hungerzustand ist der Gehalt des Urins an Kalium vermehrt; im Körper kommt Kalium als Zellbestandteil vor.

35. *Wie steht es mit dem Kalzium und Magnesium?*
A.: Diese beiden Stoffe kommen in allen Körperzellen und -flüssigkeiten vor; sie werden aber zum größten Teil mit dem Kot, nur in geringer Menge mit dem Harn ausgeschieden; bei Fleischnahrung finden sie sich vermehrt in diesem vor.

36. *Welche Bewandtnis hat es mit dem Eisengehalt des Urins?*
A.: Das Eisen kommt aus dem Zellbestand des Körpers, insbesondere wohl aus dem Zerfall roter Blukörperchen; es ist nur etwa 1 mg in der täglichen Harnmenge enthalten und lediglich in der Harnasche nachweisbar.

37. *Welche Quelle kommt für das Ammoniak in Betracht?*
A.: Der Abbau von Eiweiß, Aminosäuren, Muskeladenylsäure.

Dieser normale Ammoniakgehalt des Harns erfährt eine erhebliche Vermehrung bei der Zersetzung des Harns durch ammoniakalische Gärung. Diese, hervorgerufen durch das harnstoffspaltende Ferment „Urease", das von Bakterien hervorgebracht wird, findet sowohl beim Stehen gelassenen Harnes statt (woher der stechende „Salmiak"-Geruch der Bedürfnisanstalten rührt), wie auch unter krankhaften Umständen innerhalb der Blase.

38. *Welche weiteren organischen Substanzen finden sich normalerweise im Harn?*

A.: Nun kommen die sogenannten „Anionen", das sind: Chloride, Sulfate, Phosphate, Salpetersäure, salpetrige Säure, Kohlensäure.

39. *Woher kommen die Chloride?*

A.: Sie werden schon mit der Nahrung als solche aufgenommen.

Der größte Teil von ihnen wird als Kochsalz (Natriumchlorid) ausgeschieden; aber auch an Kalium sowie an andere Kationen gebunden treten die Chloride im Harn auf. Da die Verdauungs-Salzsäure des Magens aus Chloriden (Natriumchlorid) gebildet wird, ist die Ausscheidung dieser mit dem Harn unmittelbar nach den Mahlzeiten stark herabgesetzt; später steigt sie wieder an.

40. *Woher stammen die Schwefelverbindungen des Harns?*

A.: Diese kommen, im Gegensatz zu den Chloriden, nur zu einem ganz kleinen Teil aus anorganischen schwefelhaltigen Nahrungsbestandteilen; in der Hauptsache entstehen sie beim Abbau der Eiweißstoffe im Organismus durch Oxydation der aus diesem sich abspaltenden schwefelhaltigen Aminosäuren. Daher ist auch die Höhe der Schwefelausscheidung im Harn abhängig vom Eiweißumsatz des Körpers und steht weiterhin in

Beziehungen zu dem Gehalt des Urins an Stickstoffsubstanzen, die, wie Ammoniak, Harnstoff, Harnsäure, Kreatin, gleichfalls beim Eiweißabbau entstehen.

41. *In welcher Form tritt der Schwefel im Harn auf?*

A.: Sowohl in Form von schwefelsauren Salzen, Sulfaten, wie in derjenigen von sogenannten Äther- oder gepaarten Schwefelsäuren, die dadurch entstehen, daß sich die aus dem Eiweißabbau in den Körperzellen entstehende Schwefelsäure in der Leber mit den Produkten der bakteriellen Eiweißfäulnis im Darm, Indol, Phenol, Kresol, vereinigt, „paart", wodurch die späterhin mit dem Harn zur Ausscheidung gelangenden „Äther"-Schwefelsäuren Indoxylschwefelsäure, Phenolschwefelsäure, Kresolschwefelsäure entstehen. Weiterhin kommt Schwefel im Harn selten auch in geringen Mengen als Schwefelwasserstoff vor, ferner als sogenannter Neutralschwefel, bestehend aus Rhodanwasserstoffsäure, die aus mit der Nahrung aufgenommen Zyanverbindungen stammt, sowie aus den schwefelhaltigen Eiweißabbauprodukten Cystin und Taurin.

42. *Was ist über die Herkunft der P h o s p h a t e des Harns zu sagen?*

A.: Sie entstammen zum großen Teil wohl einem überdurchschnittlichen Gehalt der Nahrung an anorganischen Phosphorverbindungen, z. B. phosphorsaurem Kalk. Aber auch organisches Phosphat gelangt mit der Nahrung in den Körper, insbesondere in Form der Zellkernsubstanzen (Nukleinstoffe). Bei dem laufenden Zerfall von Körperzellen wird auch deren phosphorhaltige Kerneiweißsubstanz abgebaut und liefert gleichfalls (außer Harnsäure und Harnstoff) Phosphat an den Harn. Die Phosphatide (z. B. der Nervensubstanz, wie Lezithin) und die im Kohlehydratstoffwechsel als wichtige Mittlersubstanzen auftretenden Phosphorverbindungen liefern ebenfalls bei ihrem Abbau ihren Anteil zum Phosphatgehalt des Urins.

43. *Und wie steht es mit der Salpetersäure und salpetrigen Säure?*

A.: Die Nitrate (salpetersaure Salze), die in geringen Mengen im Harn vorkommen, entstammen ohne Zweifel der Nahrung, vornehmlich Gemüsen, sowie dem Trinkwasser; Nitrite (salpetrigsaure Salze) entstehen im Harn anscheinend erst beim Stehen durch Reduktion von Nitraten unter Einfluß von Bakterien.

44. *Tritt Kohlensäure auch regelmäßig im Harn auf?*

A.: Ja, zu etwa 4 – 6 Volumprozent als Kohlendioxyd und in wechselnden Mengen auch als Natriumbikarbonat, als doppelkohlensaures Natron. Der Kohlensäuregehalt des Harns stammt aus den Karbonaten der pflanzlichen Nahrung; bei reiner Pflanzenkost kann der Urin so reich an den schwerlöslichen Karbonaten der sogenannten Erdalkalien (Kalzium, Magnesium) sein, daß diese ausfallen und den Harn milchig trüben (Abb. 14).

45. *Welches sind die wichtigsten organischen Bestandteile des Harns?*

A. Da sind zunächst die stickstoffhaltigen Substanzen Harnstoff, Harnsäure, Kreatin, Kreatinin, Indikan, Aminosäuren, Purinbasen, Hippursäure zu nennen.

46. *Ist der Harnstoff besonders wichtig?*

A.: Ja, er ist das Hauptprodukt des Eiweißabbaues im Körper und allen anderen Hanrbestandteilen an Menge weitaus überlegen: Nicht weniger als etwa 30 g Harnstoff werden täglich mit dem Urin ausgeschieden.

47. *Wie bildet sich der Harnstoff im Körper?*

A.: Der Verlauf des Eiweißabbaues geht über die Zwischenstufen Peptide – Aminosäuren – Ammoniak – Fettsäuren; letztere werden, wie übrigens auch beim Abbau der Fette, in Kohlensäure und Wasser weiterzerlegt und teils durch Lunge, teils durch Niere ausgeschieden, während das Ammoniak sich in der Leber mit Kohlensäure und Wasser zu Ammoniumkarbonat vereinigt.

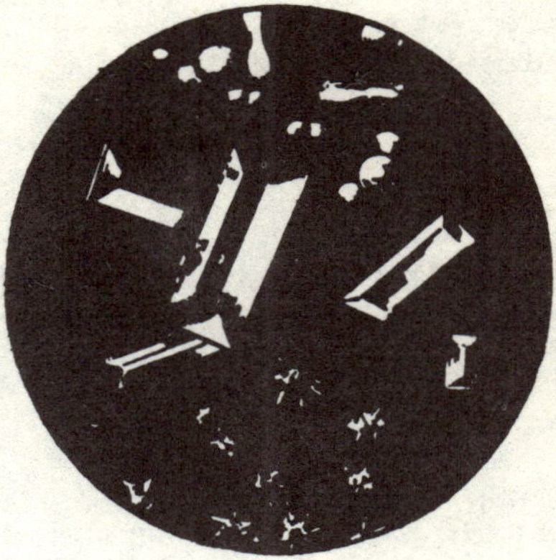

Abb. 14

Niederschlag von Kalziumkarbonat im Harn unter dem Mikroskop

Aus dem Ammoniumkarbonat entsteht sodann unter Abspaltung von Wasser der Harnstoff.
Je eiweißreicher die Kost oder je stärker der Eiweißumsatz (z. B. auch im Fieber), desto mehr Harnstoff enthält der Urin. Wenn man in einen Tropfen Harn auf einem Objektträger ein Wollfädchen legt und dessen Ende mit Salpetersäure betupft, so sieht man unter dem Mikroskop entlang dem sich mit der Säure durchtränkenden Faden die schönen Kristallgebilde von Harnstoffnitrat anschießen.
Der Harnstoff ist die Muttersubstanz einer Reihe wertvoller Medikamente. Er wurde 1778 von Rouelle im Harn entdeckt. 1828 gelang es Wöhler, den Harnstoff sythetisch aus anorganischen Stoffen herzustellen.

48. Ist die im Harn auftretende H a r n s ä u r e auch als ein Abbauprodukt des Eiweißes aufzufassen?

A.: Die Harnsäure entsteht aus den sogenannten Kerneiweißstoffen (Nukleoproteiden), die vornehmlich den Zellkernen der Nahrungs- und Körpersubstanz entstammen (s. Abb. 16); aber nicht aus deren Eiweißanteil, der sich, wie bereits kurz angedeutet, u. a. an der Harnstoffbildung beteiligt, sondern aus ihrem Anteil an Kernsäure (Nukleinsäure), der u. a. auch zum Phosphatbestand des Harns beiträgt.

49. Was ist das Kreatin, und worauf ist sein Auftreten im Harn zurückzuführen?

A.: Kreatin, vom griech. *kreas* = Fleisch, also Fleischstoff, bezeichnet eine in der Muskulatur, besonders bei gesteigerter Arbeitsleistung, gebildete Substanz, die man chemisch als Methyl-guanidin-essigsäure aufzufassen hat:

Kreatin.

Das Kreatin geht sehr leicht in Kreatinin über; dieses findet sich im Harn des Erwachsenen vielfach an Stelle des Kreatins, das bei Kindern in größerer Menge als jenes vorkommt. Indessen findet sich Kreatin auch bei Erwachsenen, bei Männern mehr als bei Frauen, bei denen der Kreatingehalt des Harns Schwankungen entsprechend dem Menstrualzyklus aufweist. Im Alter pflegt der Harn bei beiden Geschlechtern gleich viel Kreatin zu enthalten. Das Kreatinin kann man sich aus dem Kreatin durch Wasserabspaltung entstanden denken:

Kreatinin.

50. Ist das weiterhin oben erwähnte Indikan auch ein regelmäßiger Harnbestandteil?

A.: Ja, in schwankenden, meist sehr geringen Mengen. Das Indikan ist nichts anderes als das Kaliumsalz der Indoxylschwefelsäure, von der bei Besprechung des

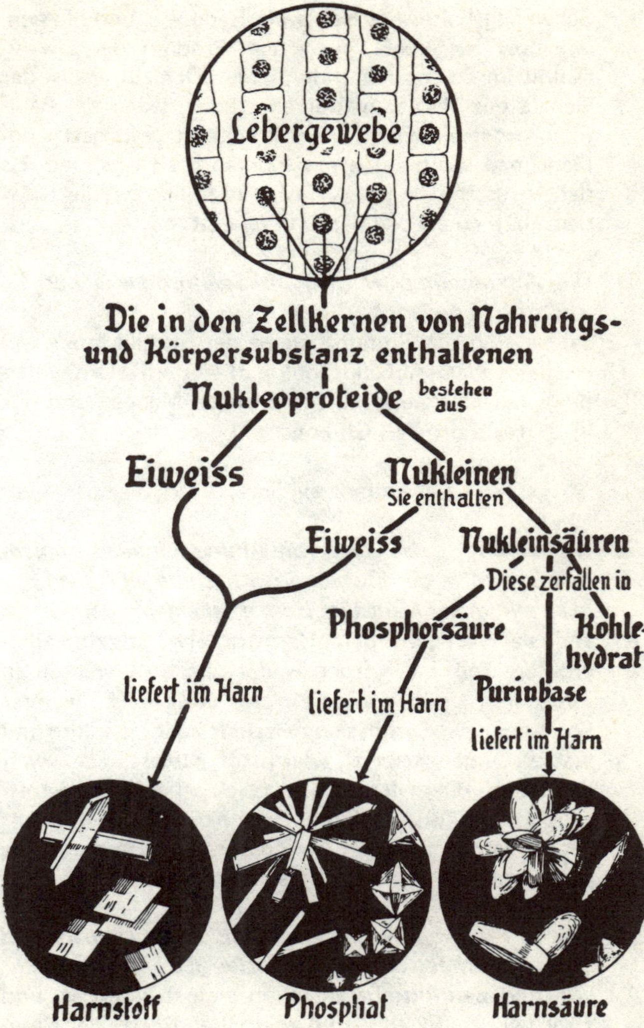

Abb. 16
Abbau der Kerneiweißstoffe

Schwefelgehaltes des Harns die Rede war und die sich, wie dort ausgeführt, aus einem Produkt der Eiweißfäulnis im Darm, dem Indol, bildet. Demzufolge ist der Gehalt des Harns an Indikan erhöht, wenn die Fäulnisvorgänge im Darm etwa krankhaft gesteigert sind. Manchmal spaltet sich das Indikan des Urins, und das dabei entstehende Indoxyl wird zu Indigo oxydiert, das dem Harn eine blaue Färbung verleiht.

51. *Die Aminosäuren wurden als Spaltprodukte der Eiweißstoffe erwähnt?*

A.: Ja; sie sind die Grundbausteine der Eiweißkörper und erscheinen als Abbauprodukte dieser im Harn, allerdings normalerweise nur in geringen Mengen und nur in e i n e r Form, als Glykoll:

Aminoessigsäure.

52. *Wie kommt es, daß gerade die Aminosäuren als elementare Baustoffe der Eiweißkörper nach deren Abbau nur in so minimaler Menge im Harn erscheinen?*

A.: Weil sie, wie bereits beim Harnstoff erwähnt, zum allergrößten Teil im Körper weiter abgebaut werden in Fettsäuren und Ammoniak und diese nach weiterer Spaltung bzw. Synthese einerseits als Kohlensäure und Wasser, andererseits als Harnstoff ausgeschieden werden. Wenn die in der Leber vor sich gehende Harnstoffsynthese (s. oben) durch Erkrankungen des Organs gestört ist, treten auch Aminosäuren im Harn auf, die sich hier unter normalen Umständen nicht finden.

53. *Was sind die als weitere regelmäßige stickstoffhaltige Harnbestandteile oben aufgeführten P u r i n b a s e n?*

A.: Wir sind den Purinbasen schon einmal begegnet, und zwar bei dem in Abb. 16 dargestellten Abbau der Kerneiweißstoffe, der Nukleoproteide, aus dem zu ersehen ist, daß die Purinbasen als Spaltstücke der Nukleinsäu-

ren entstehen und größtenteils zur Bildung der Harnsäure führen.
Die sogenannten Purinbasen, von denen im Harn hauptsächlich Xantin, Guanin, Hypoxanthin, Adenin vorkommen, lassen sich alle auf einen chemischen Grundkörper, das

Purin

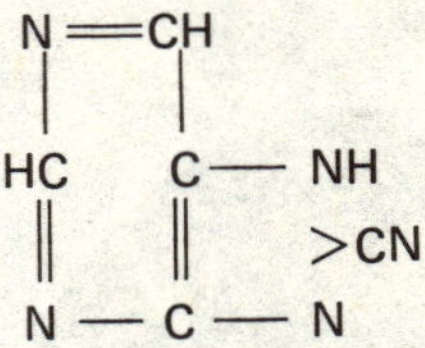

zurückführen, von dem sich nicht nur die vorgenannten Verbindungen und die Harnsäure ableiten, sondern das auch das Grundskelett, den Kern, einiger bekannter Genuß- bzw. Arzneistoffe bildet, nämlich des Koffeins der Kaffee- und des Theobromins der Kakaobohnen (vgl. hierzu auch Strauß, Die Heilmittel – woher sie kommen, was sie sind – wie sie wirken. Verlag Alwin Fröhlich, Frankfurt/Main).

54. *Was ist die oben an letzter Stelle erwähnte Hippursäure, und wie kommt sie in den Harn?*

A.: Die Hippursäure wird durch Vereinigung der oben genannten und im Formelbild dargestellten Aminoessigsäure mit der gleichfalls als Produkt der Eiweißfäulnis im Darm (aus Phenylalanin) entstehenden Benzoesäure hautpsächlich erst in der Niere gebildet:

$$C_6H_5 \cdot COOH + NH_2 \cdot CH_2 \cdot COOH$$

(Benzoesäure) (Aminoessigsäure)

$$= C_6H_5 \cdot CO \cdot NH \cdot CH_2 \cdot COOH + H_2O$$

(Hippursäure) (Wasser)

Beim Genuß pflanzlicher Nahrung, die reich an Benzoesäure ist (besonders mancher Früchte wie Birnen, Äpfel, Pflaumen, Preiselbeeren), steigt der Gehalt des Harns an Hippursäure an.
Die Säure hat ihren Namen von dem reichlichen Vorkommen im Pferdeharn (*hippos* heißt griechisch Pferd); die Abbildung 17 zeigt Kristalle der Hippursäure unter dem Mikroskop.

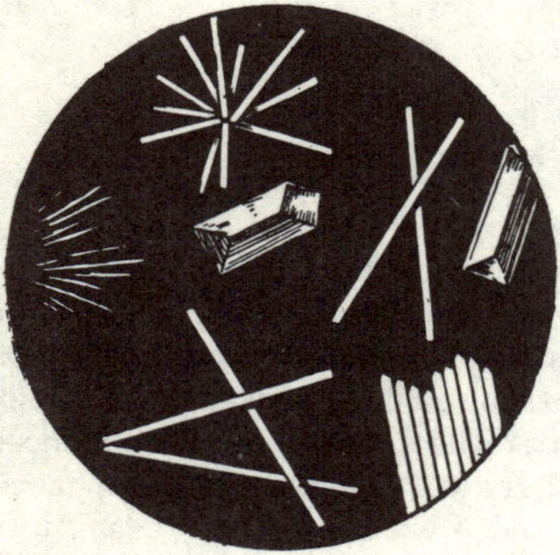

Abb. 17

Kristalle von Hippursäure unter dem Mikroskop

55. *Sind hiermit die organischen, stickstoffhaltigen Bestandteile des Harns erschöpft?*
A.: Nein! Die Farbstoffe des Harns müssen hier noch erwähnt werden.

56. *Welches sind diese Farbstoffe?*
A.: Die normale Färbung des Harns wird nicht durch einen, sondern durch eine ganze Anzahl von Farbstoffen hervorgerufen, von denen die wichtigsten sind:
Urochrom (*chroma* = Farbe), der gelbe Hauptfarbstoff des Harns, über dessen Chemie und Herkunft wenig bekannt, der aber vermutlich ein Abbauprodukt der Aminosäuren Tyrosin oder Tryptophan sein dürfte; Urobilinogen (Vorstufe des folgenden), Urobi-

lin (rotgelb bis rotbraun), Bilirubin (rotgelb bis rotbraun), Biliverdin (dunkelgrün), der Galle (*bilis*) entstammende Farbstoffe, die höchstwahrscheinlich beim normalen Zerfall der roten Blutkörperchen aus deren Farbstoff gebildet werden; Uroerythrin (von *erythros* = rot), rosafarben, Chemie und Herkunft unbekannt, Träger der roten Färbung des sogenannten „Ziegelmehl-Sediments" (*sedimentum lateritium*), eines Niederschlags aus harnsauren Salzen, wie er in konzentriertem, saurem Harn namentlich in der Winterkälte sowie bei Fieberzuständen (infolge erhöhten Kerneiweißzerfalls und gesteigerter Harnsäurebildung) leicht auftritt. Vermehrt wird Uroerythrin gebildet nach Muskelanstrengungen und starkem Schwitzen, bei Verdauungsstörungen, Herz-, Lungen-, rheumatischen Erkrankungen und Zirkulationsstörungen in der Leber.

57. *Welches sind nun die stickstoffreien organischen Bestandteile, die im Harn regelmäßig vorkommen?*

A.: Oxalsäure, zum Teil aus pflanzlichen Nahrungsmitteln herstammend, zum Teil beim Kerneiweißzerfall im Körper entstehend; in geringen Mengen Milchsäure, Essigsäure, Ameisensäure, Buttersäure, Baldriansäure, aus dem Eiweiß- und Fettabbau stammende Fettsäuren, die der weiteren Spaltung zu Kohlensäure und Wasser entgangen sind; Phenole (Phenol, Kresol, Indoxyl) aus dem Darm, gepaart mit Glucuromsäure, einem Umwandlungsprodukt des Traubenzuckers.

58. *Wie kommt es, daß im Harn so sehr viele Produkte des Eiweißabbaues, aber fast gar keine Endprodukte des Stoffwechsels der beiden anderen großen Nährstoffgruppen, Kohlehydrate und Fette, auftreten?*

A.: Weil die normalen Endprodukte des Abbaues dieser Körperklassen Kohlensäure und Wasser sind, von denen

erstere größtenteils durch die Lungen ausgeschieden wird; an dem Flüssigkeitsgehalt des Harns ist natürlich in gewissem Umfang auch das im Kohlehydrat- und Fettabbau entstehende Wasser beteiligt.
Wir werden aber später sehen, daß bei gewissen Störungen namentlich des Kohlehydrathaushaltes die Harnbeschaffenheit eine besonders große Bedeutung gewinnt.

59. *Werden Vitamine und Hormone auch mit dem Harn ausgeschieden?*

A.: Wenn diese Stoffe auch nur in geringen Mengen im Körper auftreten, so sind doch Vitamine zum Teil im Harn nachweisbar.
Das Vitamin A erscheint nicht im Urin, sondern wird mit dem Stuhl ausgeschieden; Vitamin B_1 (*Aneurin*) tritt normalerweise in Mengen von täglich 100 bis 500γ (= 0,001 bis 0,005 g) im Harn auf; bei vermehrter Aufnahme von Vitamin B_1 steigt auch seine Ausscheidung durch den Harn. Vom Vitamin B_2-Komplex (vgl. Strauß, Vitamine; Vorkommen, Eigenschaften, Wirkung; Verlag Alwin Fröhlich, Frankfurt/Main) wird das Vitamin B_2 im engeren Sinne, das Laktoflavin, beim Erwachsenen zum größeren Teil im Kot, zur Hälfte davon im Harn ausgeschieden. Der Pellagraschutzstoff verläßt den Körper größtenteils mit dem Harn als Trigonellin. Vitamin C scheint aus dem Körper ausschließlich durch den Harn abgeschieden zu werden, während Vitamin D, soviel bekannt, nur mit dem Kot und mit der Galle ausgesondert wird. Das Vitamin E scheint einem Abbau im Körper zu unterliegen; im Harn trächtiger Stuten konnte ein Stoff („Equol" von *equus* = Pferd) nachgewiesen werden, den man als Abbauprodukt des E-Vitamins auffaßt.

60. *Und die Hormone?*

A.: Die Ausscheidung der Hormone mit dem Harn ist nicht nur historisch interessant, sondern hat auch große praktische Bedeutung gewonnen. Ersteres insofern, als man schon im Altertum den hohen Gehalt Schwangerer an dem weiblichen Keimdrüsenhormon Follikulin unbewußt, d. h. ohne Kenntnis der Zusammenhänge, zu einer „Schwangerschaftsdiagnose" benutzte: Weizenkeimlinge, die mit dem Harn einer Schwangeren begossen wurden, gingen besonders schnell auf. Auch heute dient der Harn außer als Quelle für die Gewinnung mancher tierischen Hormone, durch seinen Gehalt an dem Hypophysenvorderlappenhormon Prolan B, der in der Schwangerschaft stark erhöht ist, der Früherkennung einer Schwangerschaft. Nachweis durch:

1. Aschheim-zondeksche Reaktion (an Mäusen),
2. Hobgen-Test (an Fröschen),
3. Testkarten (Schnellmethode) z. B. Gravindex, Merckotest u. andere.

61. Welche Farbe hat der normale Harn?

A.: Der frische normale Harn hat die Farben: strohgelb, weingelb, zitronengelb, bernsteingelb.

62. Wie ist die Durchsichtigkeit des normalen Harnes?

A.: Normaler, frisch entleerter Harn ist klar und durchsichtig, auch dürfen keinerlei Flocken oder Fäden darin herumschwimmen. Nach längerem Stehen erst bildet sich eine kleine, wolkige Schleimabsonderung, *„Nubecula"* (Wölkchen) genannt, bestehend aus Schleim, Gewebetrümmern, Kristallen und anderen Bestandteilen. Bei längerem Stehen an einem kühlen Ort setzen sich, wenn der Harn nicht sehr verdünnt ist, mehr oder weniger starke und verschiedenartige Niederschläge ab. Ist der Harn gesättigt (konzentriert), was z. B. oft bei dem Morgenurin der Fall ist, dann entsteht, wie bereits erwähnt, schon bei seiner Abkühlung bis auf Zimmertemperatur ein reichliches gelbes bis ziegelrotes Sediment (*Sedimentum lateritium*), bestehend aus saurem, durch Urorosein (bisweilen auch durch andere Harnfarbstoffe) rot gefärbtem harnsauren Natrium, welches beim Erwärmen wieder schnell und vollständig in Lösung geht.

63. *Wie groß ist die normale Tagesmenge des Harnes beim gesunden Menschen?*

A.: Der Mann sondert durchschnittlich 1 1/2 bis 2 Liter, die Frau 1 bis 1 1/2 Liter Harn im Tage ab. Mengen über drei Liter und unter 1/2 Liter sind im allgemeinen als krankhaft anzusehen.

64. *Von welchen Umständen ist die Harnmenge abhängig?*

A.: Die Harnmenge ist in erster Linie abhängig von der Flüssigkeitsaufnahme. Bei reichlicher Flüssigkeitszufuhr werden entsprechend größere Mengen eines dünneren, bei geringer Flüssigkeitszufuhr kleinere Mengen eines konzentrierteren Harnes ausgeschieden.

Außerdem wird die Harnmenge beeinflußt von dem Blutdruck, der Blutströmungsgeschwindigkeit, dem Gehalt an löslichen Harnbestandteilen, der Nahrung, körperlichen Anstrengungen, Schwankungen der Außentemperatur, sowie von der Wasserausscheidung des Körpers auf anderen Wegen (z. B. Atmung, Schweiß, Stuhlgang).

65. *Wie beeinflußt der Blutdruck die Harnmenge?*

A.: Bei steigendem Blutdruck wird die Harnmenge größer, bei fallendem Blutdruck wird sie kleiner.

Sinkt der Blutdruck unter 40 mm Quecksilberdruck, so hört die Absonderung vollständig auf.

66. *Welche chemische Reaktion weist der normale Harn auf?*

A.: Der normale Harn reagiert schwach sauer, was von den im Harn gelösten Säuren und sauren Salzen herrührt.

67. *Wovon ist die Reaktion des Harnes abhängig?*

A.: Die Reaktion des Harnes ist abhängig von der Nahrung. Fleischnahrung bildet sauren Harn, bei reiner Pflanzenkost dagegen kann der Harn alkalisch, d. h. laugenhaft sein. Der Säuregrad ist nicht zu allen Tageszeiten der gleiche. Nach dem Essen kann der normal schwachsaure Harn vorübergehend alkalisch werden.

*68. Wie hoch ist das spezifische Gewicht *) des normalen Harns?*

A.: Das spezifische Gewicht des normalen Harns bewegt sich zwischen 1005 und 1030.

69. Wovon ist das spezifische Gewicht des Harns abhängig?

A.: Das spezifische Gewicht des Harns hängt von der Menge des aufgenommenen Wassers, der Ausscheidung desselben auf anderen Wegen (Lunge, Darm, Haut) als durch die Nieren und von der Beschaffenheit und Menge der im Harn gelöst vorkommenden anorganischen und organischen Stoffe ab.

70. Wie ist der Geruch des normalen Harns?

A.: Normaler, frisch entleerter Harn riecht fade. Abweichungen können durch die Art genossener Speisen und Getränke, sowie durch eingenommene Arzneimittel bedingt sein. Bei längerem Stehen bekommt auch der normale Harn infolge Zersetzung einen stechenden Geruch.

71. Wie ist der Flüssigkeitscharakter (Konsistenz, Viskosität) des normalen Harns?

A.: Normaler Harn ist dünnflüssig wie Wasser und gibt beim Schütteln einen bald verschwindenden, nicht gefärbten Schaum.

---

*) Spezifisches Gewicht ist dasjenige Gewicht, das angibt, wievielmal schwerer oder leichter ein Körper ist als die gleiche Menge Wasser bei 4 Grad Celsius. (Spez. Gewicht des Wassers = 1,000.)

II. Teil.

Harnuntersuchung

1. Die pysikalische Untersuchung des Harns

1. *Nimmt man die Untersuchung mit dem Tages- oder mit dem Nacht- (Früh-) Urin vor?*

A.: Man sammelt den Urin innerhalb eines Zeitraumes von 24 Stunden, von einem Morgen bis zu einem anderen Morgen, wobei darauf zu achten ist, daß beim Stuhlgang kein Harn verlorengeht. Hat man keinen 24-Stunden-Sammelharn zur Verfügung, so genügt in den meisten Fällen auch frischgelassener, frühmorgens entleerter Harn. 24-Stunden-Sammelharn sollte verwandt werden bei jeder Zuckerbestimmung und bei jeder Eiweißbestimmung.

2. *Kann sich der Harn während der Zeit des Ansammelns zersetzen?*

A.: Ja; das ist möglich, deshalb gibt man in das Sammelgefäß, das sauber sein und aus Glas, Porzellan oder glasiertem Steingut bestehen soll, ein Körnchen Thymol, wie man es in der Apotheke erhält. Auch ein Teelöffel voll Chloroform, etwas Kampfer oder eine Spur Nipagin eignen sich zur Konservierung des Harns und beeinträchtigen die Untersuchung nicht.

Es ist dringend erforderlich, die während 24 Stunden gelassene Harnmenge zu messen, da sich hieraus u. U. schon wichtige Anhaltspunkte für eine etwa vorliegende Erkrankung ergeben können.

Für diesen Zweck gibt es besondere, graduierte Meßgefäße aus Glas, die es ermöglichen, auch die gelassenen

Einzelportionen Harn festzustellen, was gleichfalls ratsam ist (s. Abb. 18).

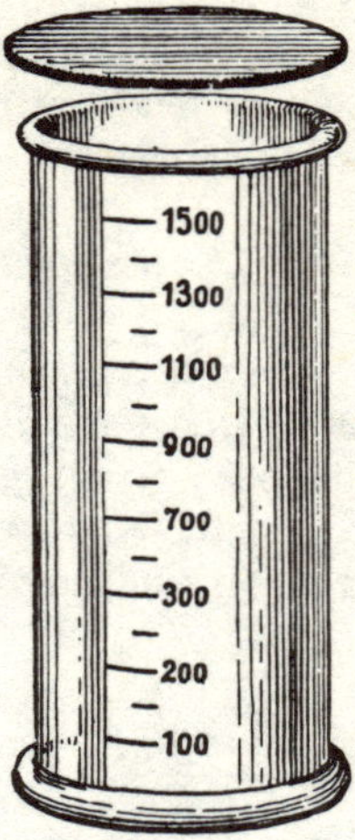

Abb. 18

Urinsammel- und Meßglas

Der gesammelte Harn wird sorgfältig durchgemischt, und es werden etwa 200 ccm in einem gereinigten Glasgefäß zur Untersuchung entnommen.

3. *Muß der Harn auf alle die im folgenden Abschnitt aufgeführten Bestandteile untersucht werden?*

A.: Nein, das ist im allgemeinen nicht notwendig und kommt nur bei ganz eingehenden Stoffwechseluntersuchungen in Betracht.

Die übliche Harnuntersuchung, mit der wir uns hier zu beschäftigen haben, beschränkt sich auf die Ermittlung solcher Merkmale oder Inhaltsstoffe, von denen man auf Grund von seit langer Zeit bekannten Erfahrungstatsachen weiß, daß ihre Art oder Menge auf gewisse Erkrankungen hinweist oder für solche geradezu charakteristisch ist.

Die Harnuntersuchung stellt also eine diagnostische

Maßnahme, d. h. eine Methode der Krankheitsermittlung (Diagnose = Krankheitserkennung) dar, deren Ergebnisse in der Regel mit denen anderer diagnostischer Verfahren gemeinsam gewertet werden. Daher muß vor einer Selbstbehandlung durch Laien, die nicht über die für die Beurteilung eines Krankheitszustandes erforderlichen Kenntnisse verfügen, gewarnt werden.

4. *Was bedeutet „physikalische" Untersuchung des Harns?*

A.: Die Ermittlung der äußerlich erkennbaren, sinnlich wahrnehmbaren Eigenschaften des Harns, ohne Eingriffe in seine stoffliche Beschaffenheit. Somit gehört eigentlich auch die mikroskopische Harnuntersuchung hierher; sie ist jedoch aus Zweckmäßigkeitsgründen abgetrennt.

5. *Und was bezeichnet man als „chemische" Untersuchung des Harns?*

A.: Die Ermittlung seiner stofflichen Natur, seiner Bestandteile, seiner chemischen Zusammensetzung. Es muß jedoch hier darauf hingewiesen werden, daß die Begriffe „physikalisch" und „chemisch" sich insofern nicht ganz scharf gegeneinander abgrenzen lassen, als jeder chemische Vorgang mit physikalischen Erscheinungen verbunden ist und viele physikalische Vorgänge durch Veränderungen chemischer Art bedingt sind.

6. *Womit beginnt die Harnuntersuchung?*

A.: Mit der Feststellung der innerhalb 24 Stunden gelassenen Harnmenge.

Wie bereits erwähnt, können Tages- (d. h. 24-Stunden-) Mengen von weniger als 500 ccm auf Erkrankungen hinweisen; gegenüber der Norm erhöhte Mengen können durch natürliche Umstände (vermehrte Flüssigkeitsaufnahme) bedingt, aber auch, wenn es sich um eine erhebliche Überschreitung der Norm (über 3 Liter) han-

delt, krankhafter Natur sein, wie im III. Teil des Büchleins („Harndeutung“) näher ausgeführt ist.
Zu bemerken ist noch, daß auch bei großen physiologischen (natürlichen) Flüssigkeitsverlusten, z. B. durch starkes Schwitzen, eine oft recht erhebliche Verminderung der Harnausscheidung auftritt.

7. *Es wurde empfohlen, beim Sammeln des Harns darauf zu achten, wieviel ungefähr beim jedesmaligen Urinieren ausgeschieden wird; – warum?*

A.: Normalerweise scheidet der Mensch während der Tagesstunden 80 % der Gesamtmenge aus und den Rest während der Nacht.
Gewisse Krankheitszustände (s. III. Teil) bringen Abweichungen hiervon hervor, wie es für andere Krankheiten charakteristisch ist, daß häufiger und in kleineren Portionen uriniert wird („Pollakisurie“, vom griech. pollakis = oft), sowie umgekehrt für eine Reihe anderer Krankheitszustände, daß es zu plötzlichen Anstiegen der Harnausscheidung, zu einer sogenannten „Harnflut“, kommt. Das alles sind diagnostisch wichtige Beobachtungen.

8. *Was geschieht weiter?*

A.: Es beginnt die eigentliche Harnuntersuchung mit der Harnschau, der Betrachtung des Harns möglichst in dem Glasgefäß, in dem es zur Untersuchung abgeliefert worden ist.

9. *Was soll hierbei festgestellt werden?*

A.: Farbton und Durchsichtigkeitsgrad des Harns sowie etwaige Niederschläge, die sich aus ihm abgeschieden haben.

10. *Was ist hinsichtlich der Farbe zu beachten?*

A.: Da die Normalfärbung des Harns zwischen den Tönen hellgelb bis bernsteingelb schwankt, werden wir allen

Farbtönen, die oberhalb oder unterhalb dieser Begrenzung liegen, unsere Aufmerksamkeit schenken.

11. Welche Farbtöne können das sein?

A.: Der Harn kann wasserhell oder zumindest sehr blaß, er kann grün, blau, rot, blutig, braun, ja selbst schwarz gefärbt sein.

12. Wodurch können solche von der Norm abweichende Färbungen des Harns bedingt sein?

A.: Entweder durch im Körper erfolgende abnorme Vorgänge durch gewisse Stoffe, oder durch von außen zugeführte Substanzen. Entweder sind diese Stoffe selbst farbiger Natur, oder nehmen durch Umsetzungen färbende Eigenschaften an, bzw. bilden Farbstoffe. Arzneimittel können die Farbe verändern. (s. Teil III Harndeutung.)

13. Was ist hinsichtlich der Durchsichtigkeit des Harns zu sagen?

A.: Wir haben gehört, daß der frische normale Harn klar ist und lediglich bei längerem Stehen eine wolkige Trübung („*Nubecula*" = Wölkchen) annimmt oder auch einen Niederschlag bildet.

Weist der frisch entleerte Harn eine Fluoreszenz (schillernde Beschaffenheit), weißliche oder milchige Trübung auf oder neigt er zu sofortiger Niederschlagsbildung, so ist diesem Sachverhalt als von der Norm abweichend durch chemische oder mikroskopische Untersuchung auf den Grund zu gehen. Bei der optischen Überprüfung des Harns achten wir auch noch auf folgendes: Beim Schütteln bildet sich normalerweise ein weißer, rasch wieder verschwindender Schaum. Gelblich bis braungelb gefärbter Schaum pflegt durch Gallenfarbstoffe bedingt zu sein. Es ist die Dünnflüssigkeit des Harns zu prüfen; eine dickflüssige Konsistenz läßt auf Schleim und Eiter schließen.

14. Wie ist der weitere Gang der physikalischen Harnprüfung?

A.: Nachdem wir mit dem Auge von der äußeren Beschaffenheit des Harns Kenntnis genommen haben, prüfen wir auch den Geruch.

15. Was ist dabei bemerkenswert?

A.: Abweichung von dem normalen Geruchscharakter des Harns in folgender Richtung: Stechend, faulig, kotigjauchig, obstartig.

16. Kommen keine anderen Geruchsnuancierungen vor?

A.: Doch; aber diese haben keine pathologische (krankhafte) Bedeutung (siehe unter „Harndeutung").

17. Welche Feststellung erfolgt jetzt?

A.: Die Bestimmung der Dichte des Harns, des spezifischen Gewichts.

18. Wie ermittelt man das spezifische Gewicht bzw. die Dichte des Harns?

A.: Man ermittelt es am besten mit einem sogenannten Aräometer, einem spindelförmigen Glaszylinder, auf welchem eine Gradeinteilung (Skala) von 1,000 bis 1,040 oder von 1,000 bis 1,060 angebracht ist (s. Abb. 19). Den Harn füllt man in einen Standzylinder, der nicht zu eng sein darf, damit die eingetauchte Glasspindel genügend Spielraum nach allen Seiten hat und frei in der Flüssigkeit schwimmt, ohne die Wände zu berühren. Der Zylinder wird mit dem Harn bis zu dreiviertel gefüllt und das gut gereinigte Aräometer (Urometer) langsam in die Flüssigkeit gesenkt. Eine Schaumbildung, die beim Ablesen des spezifischen Gewichtes störend wirkt, kann man zum größten Teil dadurch verhindern, daß man den Zylinder beim Eingießen des Harns schräg stellt. Sollte sich trotzdem Schaum bilden, so entfernt man ihn vorher durch Absaugen mit Filtrierpapier.

Beim Ablesen des spezifischen Gewichtes an der Spindel bringt man das Auge in gleiche Höhe mit dem Flüssigkeitsspiegel und bestimmt den Skalenstrich, der mit diesem in gleicher Höhe liegt. Der Urin für diese Untersuchung muß etwa 15 Grad Celsius betragen, die Urometer sind auf diese Temperatur geeicht..

19. Kann man aus dem ermittelten spezifischen Gewicht des Harns unmittelbar eine Berechnung seines Gehaltes an festen Stoffen vornehmen?

A.: Ja; es geschieht dies nach der Trapp-Haeserschen Formel, indem man die beiden letzten Ziffern der dreistelligen Zahl, die für das spezifische Gewicht des Harns ermittelt worden ist, mit dem Koeffizienten 2,33 multipliziert.

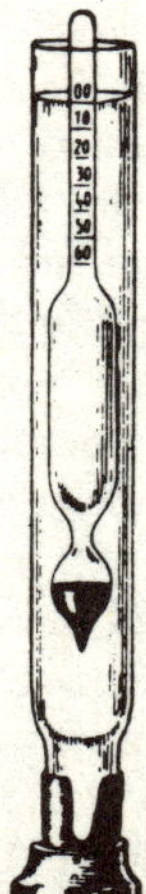

Abb. 19

Urometer zur Bestimmung des spezifischen Gewichtes des Harns

Beträgt also beispielsweise das spezifische Gewicht eines Harns 1,021, so multipliziert man die Zahl 21 mit 2,33 und erhält als annähernd richtiges Ergebnis für den Gehalt des Urins an festen Stoffen im Liter die Zahl 48,93.

2. Die chemische Untersuchung des Harns

20. Welche Prüfung wird hier zuerst vorgenommen?

A.: Die Feststellung der chemischen Reaktion des Harns (vgl. I. Teil).

21. Wie bestimmt man die Reaktion des Harns?

A.: Durch Eintauchen eines Streifens blauen oder roten Lackmuspapiers. Wird blaues Lackmuspapier beim Eintauchen in den Harn rot gefärbt, so ist er sauer. Wird dagegen rotes Lackmuspapier blau gefärbt, so ist der Harn alkalisch (basisch, laugenhaft). Verändert weder das blaue noch das rote Papier seine Farbe, so ist der Harn neutral.

Der normale Urin ist schwach sauer. Den sogenannten pH-Wert kann man mit Spezial-Indikatorpapier ermitteln und an einer Tabelle ablesen oder mit Kombinationsteststreifen prüfen:

z. B. Combur 8, Combi-Uristix, Comburtest, Indikatorpapier, N-Labstix, Stoppuhr

Probe:

Frischer Strahlurin

Durchführung:

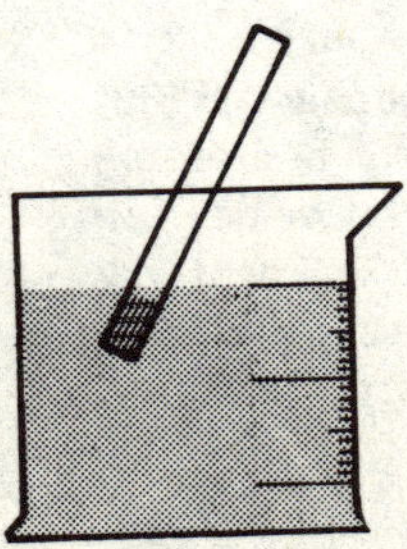

Teststreifen eintauchen

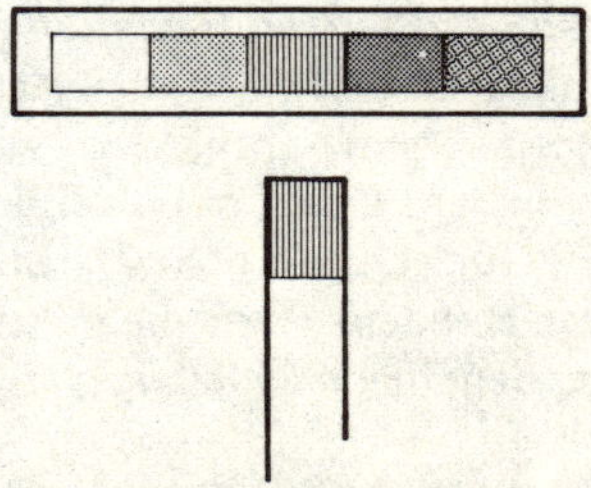

nach einigen Sekunden Vergleich mit der Farbskala

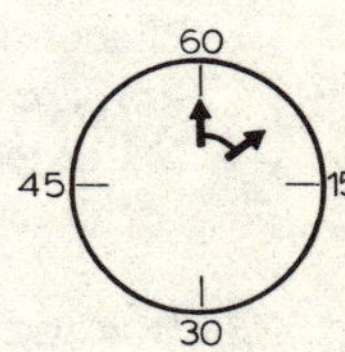

22. *Gibt es bestimmte Anhaltspunkte, die schon äußerlich auf diese oder jene chemische Zusammensetzung des Sediments hinweisen?*

A.: Ja; es spielt hierbei die Reaktion des Harns eine Rolle. Zum Beispiel fallen aus s a u e r reagierendem Harn aus: Urate (harnsaure Salze), meist saures Natriumurat; Kalziumoxalat (oxalsaures Kalzium) und Harnsäure.
Aus a l k a l i s c h e m und n e u t r a l e m Urin fallen aus: Phosphate (phosphorsaure Salze), harnsaures Ammonium, Karbonate (kohlensaure Salze).
Schon früher wurde das Ziegelmehlsediment, *Sedimentum lateritium*, erwähnt, so benannt nach seiner gelbroten bis ziegelroten Färbung; es besteht im wesentlichen aus harnsauren Salzen.
Demgegenüber ist ein Niederschlag aus Phosphaten weiß; er entsteht nur in schwach saurem, neutralem oder alkalischem Harn. Ein braungefärbter sandartiger Niederschlag aus saurem Harn deutet auf freie Harnsäure.

23. *Welche äußeren Kennzeichen weisen die aus organisierten Elementen bestehenden Niederschläge auf?*

A.: Hier ist vor allem zu erwähnen, daß Harne, die viel Blut (rote Blutkörperchen) enthalten, einen braunroten Niederschlag bilden; Eiter (im wesentlichen weiße Blutkörperchen) verursacht ein graugefärbtes Sediment, das bei sauer reagierendem Harn mehr krümelig, bei alkalisch reagierendem mehr schleimig-glasig ist.

24. *Was geschieht nunmehr mit dem Harn?*

A.: Jetzt haben wir uns zunächst mit einer etwa vorhandenen Trübung bzw. einem Niederschlag (Sediment) zu beschäftigen. Solche müssen, wenn sie bereits bei Entleerung des Harns vorhanden sind oder unmittelbar danach auftreten, sogleich untersucht werden, damit keine Veränderungen auftreten, die ihre Identifizierung erschweren oder gar unmöglich machen.

25. *Woraus können solche Harntrübungen und -sedimente bestehen?*

A.: Aus organisierten wie aus nicht organisierten Substanzen.

26. *Was bedeutet „organisiert" in diesem Falle?*

A.: Darunter sind alle diejenigen Harnbestandteile zu verstehen, die durch den Lebensprozeß entstanden sind und lebende bzw. abgestorbene Produkte darstellen, wie z. B. Gewebszellen, rote und weiße Blutkörperchen, Samenzellen, Harnzylinder (abgestoßene Auskleidung von Harnkanälchen), tierische Schmarotzer, Bakterien u. a.

27. *Und was rechnet man zu den nicht organisierten Bestandteilen eines Harnsediments?*

A.: Man rechnet dazu die „chemischen" Substanzen wie: Phosphorsaure Salze (Phosphate), kohlensaure Salze (Karbonate), schwefelsaure Salze (Sulfate), oxalsaure Salze (Oxalate), harnsaure Salze (Urate), Harnsäure u.a.

28. *In welcher Weise geht man bei der Untersuchung des Sediments vor?*

A.: Sie zerfällt in einen chemischen und einen mikroskopischen Teil. Wir haben uns hier zunächst mit dem chemischen Teil zu beschäftigen, der in der Hauptsache die nicht organisierten Substanzen betrifft, während die organisierten im wesentlichen mikoroskopisch ermittelt werden.

29. *Wie wird die chemische Analyse des Sediments vorgenommen?*

A.: Man stellt folgende Prüfungen an:

1. In einem Probierglas (Reagenzglas, s. Abb. 20) werden ca. 10 ccm des vorher gleichmäßig durchgeschüttelten Harns mäßig (auf etwa 60 Grad) erwärmt (s. Abb. 20). Aufkochen ist zu vermeiden, da sonst Eiweiß ausfallen kann.
   Wenn die Trübung beim gelinden Erwärmen verschwindet, der Niederschlag sich auflöst, handelt es sich um harnsaure Salze (Urate), die sich beim Erkalten der Lösung wieder ausscheiden.

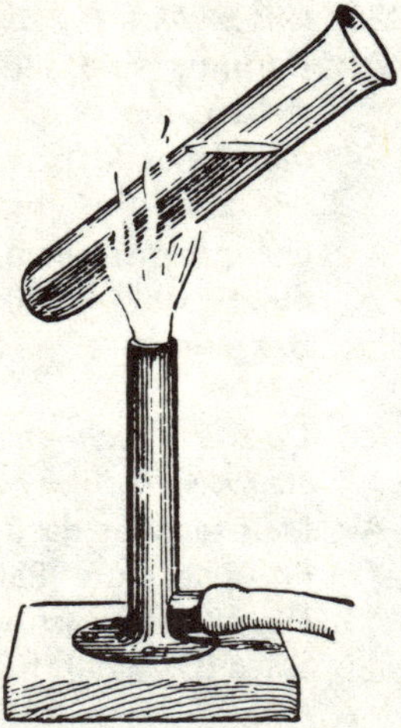

Abb. 20

Erwärmen von Harn im Reagenzglas über dem Brenner

2. Tritt bei einfacher Erwärmung, wie unter 1. beschrieben, keine Klärung ein, wohl aber auf Zusatz einiger Tropfen 10prozentiger Essigsäure, so haben wir es mit phosphorsauren Salzen (Phosphaten) zu tun. Phosphatreicher Harn trübt sich beim Erwärmen; erst auf Zusatz von Essigsäure gehen die Phosphate in Lösung. Löst sich der vorhandene Niederschlag beim Erwärmen mit Essigsäurezusatz unter Gasentwicklung, so handelt es sich um kohlensaure Salze (Karbonate).

3. Bleibt die Trübung auch auf Zusatz von Essigsäure bestehen, verschwindet aber nach dem Hinzufügen von etwa 10 Tropfen Salzsäure, so ist oxalsaurer Kalk (Kalziumoxalat) zugegen.

4. Ist nach 1. bis 3. keine Klärung und Lösung eingetreten, so beschickt man ein zweites Reagenzglas mit einer neuen Portion (ca. 10 ccm) des zuvor gleichmäßig durchgeschüttelten Harns und setzt, ohne zu erwärmen, etwa 1 ccm Kalilauge zu; erfolgt sofortige Klärung, dann kommt kristallisierte Harnsäure in Betracht; sie scheidet sich aus Salzsäurezusatz wieder aus.

5. Wenn bei der Prüfung keine Klärung und Lösung erfolgt, sondern sich ein gelatineartiges Gerinnsel bildet, das sich beim Erwärmen zusammenballt, ist auf Schleim oder Eiter zu schließen. (Phosphate scheiden sich hierbei aus).

6. Bildet sich bei starkem Erhitzen derselben Harnprobe ein braunroter Niederschlag, so deutet das auf Blut.

7. Bleibt der Harn bei der Manipulation 4. bis 6. trübe, so sind Bakterien oder Fett schuld daran. Erstere machen sich auch dadurch bemerkbar, daß sie beim Filtrieren des trüben Harns mit durch das Filter gehen, so daß auch das Filtrat trübe bleibt.

8. Schüttelt man eine Portion des mutmaßlich fetthaltigen Harns mit einer Mischung aus gleichen Teilen Alkohol und Äther kräftig durch und klärt sich beim darauffolgenden Stehenlassen des Gemisches dessen untere Schicht (Harn), so ist der Nachweis für Fett erbracht.

30. Sind damit die wesentlichen Methoden der chemischen Sedimentuntersuchung aufgeführt?

A.: An diese Vorprüfung schließt sich späterhin noch eine chemische Durchforschung des vom Harn abgetrennten Sediments an. Diese Trennung ist vor allem auch zum Zweck der mikroskopischen Untersuchung des Sediments erforderlich.

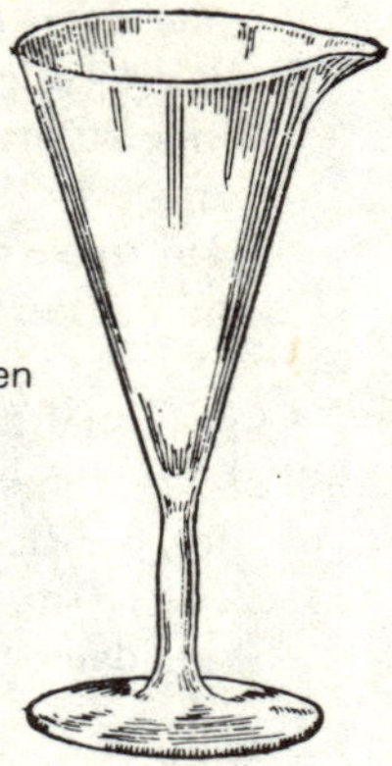

Abb. 21

Spitzglas (Sedimentierkelch) zum Absetzenlassen des Niederschlags aus dem Harn

31. Wie gewinnt man das Sediment auf einfachste Weise?

A.: Man läßt den Harn in einem Spritz- und Sedimentierglas (s. Abb. 21) absetzen und gießt den über dem Sediment befindlichen Harn möglichst vollständig ab.

32. Wie erhält man das Sediment auf schnellstem Wege?

A.: Durch Ausschleudern oder Zentrifugieren des Harns mit einer Zentrifuge.

33. Wie zentrifugiert man den Harn?

A.: Zwei Zentrifugengläser werden zu 2/3 mit Harn gefüllt und in der elektrisch betriebenen Zentrifuge 3 – 5 Min. bei mittlerer Geschwindigkeit geschleudert. Die im Harn gelösten Stoffe setzen sich am Boden des Glases ab, die Flüssigkeit darüber wird abgegossen.

34. Welche chemischen Reaktionen nimmt man mit dem so gewonnenen Sediment vor?

A.: Ähnliche wie vorher mit dem sedimenthaltigen Harn; nur daß man jetzt das reine Sediment in Wasser löst.

Man fügt zu einer kleinen Menge desselben etwa die gleiche Menge Wasser und erwärmt. Löst sich der Niederschlag, so handelt es sich um

harnsaure Salze (Urate);

löst er sich erst auf Zusatz von etwas Essigsäure, so kommen

phosphorsaure Salze (Phosphate),

besonders phosphorsaures Kalzium oder Magnesium, oder – bei Gasentwicklung –

kohlensaure Salze (Karbonate)

in Betracht.

Findet eine Lösung des Sediments in dem essigsauren Wasser nicht statt, so setzt man etwas Salpetersäure hinzu und erwärmt. Löst sich der Niederschlag, so hat man es mit

oxalsaurem Kalzium

oder mit

Muzin (Schleim)

zu tun. Letzteres läßt sich durch Essigsäure wieder ausfällen.

Löst sich der Niederschlag erst, wenn man das Gemisch mit Natronlauge versetzt, dann bestand er vermutlich aus

Harnsäure.

Da sich hierbei aber auch etwaiges Eiweiß als Ursache der Trübung löst und so das Resultat verschleiert wird, wird der Harn zweckmäßig vor Anstellung dieser Sedimentprüfung vom Eiweiß befreit.

Auch die Untersuchung des Harns auf Zucker macht

die vorherige Entfernung von in größerer Menge (über 0,3‰) vorhandenen Eiweiß erforderlich.
Das Verfahren der Enteiweißung ist dort beschrieben.

35. Was versteht man unter Harnkonkrementen?

A.: Sand-, grieß- und steinartige Gebilde wie sie in Form von Blasengrieß, Blasensand, Blasensteinen, Nierensand, Nierengrieß, Nierensteinen usw. im Harn erscheinen können. Die Konkremente haben verschiedene Größe, von der eines Sandkorns bis zu der einer Walnuß, daher

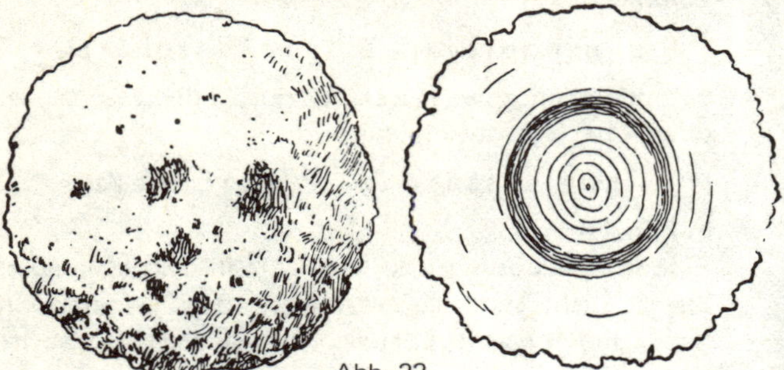

Abb. 22

Harnstein, aus Uraten (harnsauren Salzen) bestehend; links von außen, rechts im Schnitt. Man beachte hier die konzentrische Schichtung.

auch die unterschiedliche Bezeichnung als Sand, Grieß oder Steine. An ihrer Bildung können sich alle diejenigen Stoffe beteiligen, die im Sediment vorkommen. Die im Nierenbecken und in der Blase vorkommenden Konkremente rufen oft Koliken mit Blutabgang durch Reizung hervor. Die Konkremente im sauren Harn entstehen in der Niere und bestehen aus harnsauren oder oxalsauren Salzen (s. Abb. 22).
Wenn diese in der Blase entstehen, ist der Harn alkalisch und die Steine bestehen aus Phosphaten (s. Abb. 23).
Im ersten Fall ist das Sediment rotbräunlich, im anderen Fall weißlich und enthält außer den anorganischen

Bestandteilen Eiter, Nierengewebszellen, rote Blutkörper und reichlich Muzin (Schleimstoffe).
Hinsichtlich der chemischen Beschaffenheit der Konkremente unterscheidet man:

1. Harnsäure u. Uratsteine
2. Oxalatsteine
3. Phosphatsteine
4. Kalkkarbonasteine
5. Xanthinsteine
6. Zystinsteine

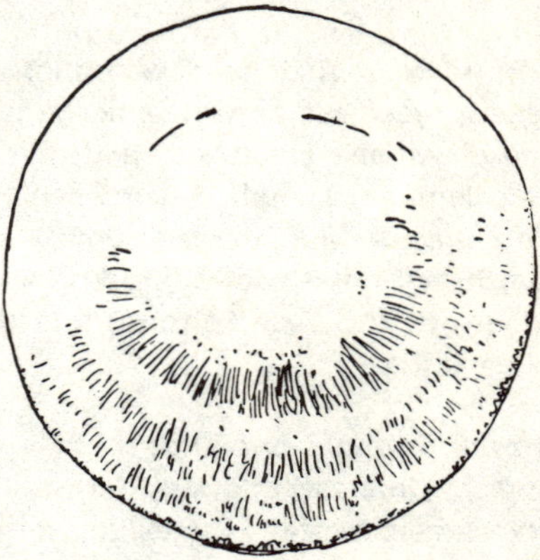

Abb. 23

Harnstein aus Phosphaten im Schnitt

36. Was läßt sich Näheres über die Natur der verschiedenen Konkremente ermitteln?

A.: Die Steine aus reiner Harnsäure und harnsauren Salzen sind hart, außen glatt oder fein höckerig, von gelber bis rotbrauner Farbe, ihre Bruchfläche körnig amorph, d.h. ohne kristallinisches Gefüge, manchmal auch kristallinisch blätterig, häufig geschichtet; sie kommen überwiegend nur im sauren Harn vor.
Der chemische Nachweis der Harnsäure geschieht durch die sogenannte Murexidprobe. Etwas Konkrementpulver wird mit einigen Tropfen Salpetersäure versetzt und

die Lösung bis zum Trocknen verdampft, dann mittels eines Glasstabes ein Tropfen Ammoniak hinzugefügt, worauf sofort ein Purpurrot, die sogenannte Murexidfarbe (Murexid = purpursaures Ammonium) entsteht.
Die Oxalatsteine, Maulbeersteine, aus oxalsaurem Kalk bestehend, sind äußerst hart und schwer, manchmal blaß, meist aber, da sie infolge ihrer rauhen, warzigen Oberfläche die Harnwege am meisten beschädigen, durch beigemengtes Blut dunkel gefärbt, auf der Bruchfläche amorph. Sie kommen sowohl im sauren wie im neutralen, seltener im alkalischen Harn vor; in Essigsäure sind sie unlöslich, lösen sich aber in Salzsäure auf.

Die aus phosphorsaurem Kalk und phosphorsaurer Ammoniak-Magnesia oder aus einem Gemenge beider bestehenden Phosphatsteine entstehen in dem durch alkalische Gärung ammoniakalisch gewordenen Harn. Sie lösen sich in Essigsäure auf, werden durch Ammoniak gefällt, zeigen sich unter dem Mikroskop als glitzernde Kristalle, meist in Sargdeckelform, und geben die Murexidprobe nicht.

37. Womit haben wir uns jetzt zu beschäftigen?

A.: Mit der chemischen Untersuchung des Harns auf Eiweiß, da dies eine der wichtigsten Feststellungen ist.

38. Wieso?

A.: Eiweiß kann vorübergehend im Harn auch unter normalen Umständen auftreten, so nach großen körperlichen Anstrengungen und Erregungszuständen, nach reichlichen Mahlzeiten, kalten Bädern u. a.
Bei Kindern gibt es eine zeitweise auftretende, sogenannte „orthostatische Albuminorie“ (vom griech. orthos, gerade, statos, stehend, vom lat. albumen, Eiweiß), die durch Druckwirkung der Wirbelsäule auf die Nieren bei Aufrechtstellung bedingt ist, in der Horizontallage aber wieder verschwindet und unbedenklich ist.

In den meisten Fällen bedeutet die Ausscheidung von Eiweiß mit dem Harn eine krankhafte Störung.

39. *Woher kommt das Eiweiß im Harn?*

A.: In der Regel handelt es sich um Bluteiweiß, hauptsächlich um sogenanntes Serumalbumin und – in geringerer Menge – um Serumglobulin, Eiweißstoffe, die normalerweise in der Blutflüssigkeit, im Blutserum enthalten sind und mit ihm durch den Körper kreisen, ohne durch die Nieren ausgeschieden zu werden.
Geschieht dies dennoch, so bedeutet das, daß die Nieren an irgendeiner Stelle „undicht", durchlässig für Eiweißstoffe geworden sind.

40. *An welcher Stelle kann das sein?*

A.: Sowohl im Bereich der Malpighischen Körperchen, wie auch der übrigen, gewundenen und geraden Partien der Harnkanälchen. Die Schadhaftigkeit des Gewebes und seine Durchlässigkeit für das Bluteiweiß können die Blutgefäßwandungen wie auch die Epithelien der Bowmanschen Kapseln und der Harnkanälchen betreffen.

41. *Ist dies die einzige Ursache einer Eiweißausscheidung?*

A.: Nein; neben dieser echten Albuminurie gibt es noch eine sogenannte „unechte" Albuminurie.

42. *Worauf ist diese „unechte" Albuminurie zurückzuführen?*

A.: In diesem Fall stammt das im Harn vorkommende Eiweiß nicht aus dem Blutserum, sein Erscheinen ist also nicht auf eine anomale Durchlässigkeit des Nierenfilters zurückzuführen.
Durch entzündliche und eitrige Prozesse in der Niere oder in den Harnwegen (Nierenbecken, Harnleiter, Harnblase, Harnröhre) gelangen Blut, Eiter, Zellelemente, Sekrete und damit deren Eiweißstoffe in den Harn.

Dieser Harn enthält wesentlich geringere Mengen Eiweiß als bei der echten Albuminurie, und diese machen sich bei der Kochprobe in der Regel nicht durch so starke Ausflockung bemerkbar.

Bei Anwesenheit von Blut, Eiter usw. ist der Harn, wie wir gehört haben, bei der Entleerung schon meist deutlich getrübt, und diese Elemente bilden ein Sediment, in dem sie sich mikroskopisch nachweisen lassen. Bei der echten Albuminurie ist der Harn dagegen kaum getrübt oder gar völlig klar, falls nicht andere Umstände eine Trübung bedingen.

Erscheint der Eiweißgehalt des Harns im Vergleich zu der Menge etwa auftretender organisierter Harnbestandteile unverhältnismäßig groß, so liegt der Verdacht nahe, daß neben der unechten auch eine echte Albuminurie besteht, und man muß nach näheren Kennzeichen einer solchen, insbesondere nach Harnzylindern, die aus Teilen der Wandbekleidung der Harnkanälchen bestehen, forschen (s. „Die mikroskopische Untersuchung des Harns").

43. Sind die vorgenannten die einzigen Eiweißvorkommen im Harn?

A.: Nein, die wichtigsten. Eine seltene Erscheinung ist hier wegen ihrer diagnostischen Bedeutung zu erwähnen. Bei der Kochprobe kommt es vor, daß beim Erwärmen ein dichter Niederschlag von Eiweiß auftritt, der beim weiteren Erhitzen bis zum Kochen wieder verschwindet, um beim Abkühlen auf 50 bis 60 Grad aufs neue zu erscheinen, bei weiterer Abkühlung aber wieder zu verschwinden. Das ist der J o n e s sche Eiweißkörper (nach dem englischen Arzt J o n e s, 1813 – 1873, genannt, vorher aber schon von dem Wiener Pathologen H e l l e r, 1813 – 1871, beschrieben), der bei Knochenerweichung und bösartigen Knochenmarksgeschwülsten auftritt.

44. Welches ist die erste Maßnahme zur Untersuchung des Harns auf Eiweiß?

A.: Da die in Betracht kommenden Eiweißstoffe im Harn stets in gelöster Form enthalten sind und ihr Nachweis darauf beruht, sie durch geeignete Ausfällungsmethoden sichtbar zu machen (was mitunter nur in Form einer leichten Trübung geschieht), so muß mit einem völlig klaren Harn gearbeitet werden.

45. Wie wird die notwendige Klarheit des Harns erzielt?

A.: Indem wir den – von einem etwaigen Sediment abgegossenen – Harn filtrieren. Wir bedienen uns eines kleinen Faltenfilters, wie sie käuflich erhältlich bzw. leicht

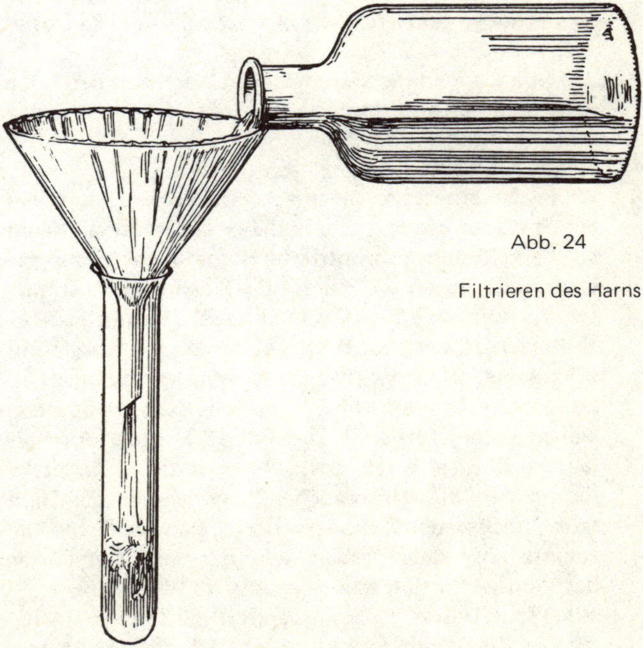

Abb. 24

Filtrieren des Harns

aus einem Stück Filtrierpapier herzustellen sind, und achten darauf, daß das Filter dem kleinen Glastrichter, den wir zum Filtrieren benutzen, rundherum anliegt und oben nicht über ihn hinaussieht (s. Abb. 24).
Klärt sich der Harn bei einfachem Filtrieren nicht völlig, so gibt man etwas Kieselgur (ca. 1 Teelöffel voll auf ein Reagenzglas voll Harn) zu, schüttelt gut durch und filtriert; unter Umständen ist öfters Filtrieren vonnöten. Schwer zu klärende Harne deuten auf Anwesenheit von Bakterien oder auch darauf hin, daß gewisse harzige Arzneistoffe genommen wurden (z. B. Copaivabalsam). Eine solche Trübung löst sich beim Schütteln des Harns mit Alkohol, in dem diese Substanzen löslich sind.

46. *Ist der völlig geklärte Harn nun tauglich für die Untersuchung auf Eiweiß?*
A.: Ja! Nun können die verschiedenen Nachweismethoden vorgenommen werden.

47. *Welcher Art sind diese?*
A.: Wenn das ermittelte spezifische Gewicht (s. dort) des Harns darauf hindeutet, daß dieser salzarm (man nennt solche schwach konzentrierte Harne auch „niedriggestellt“) ist, fügen wir der für die Kochprobe bestimmten Portion von etwa 10 ccm Harn 20 Tropfen gesättigte Kochsalzlösung zu. (Herstellung: 20 g Kochsalz mit 50 g destilliertem Wasser übergießen, kräftig umschütteln, unter öfterem, tüchtigem Schütteln 24 Stunden stehen lassen, filtrieren. Das Filtrat, also der durchgelaufene flüssige Anteil, stellt die „gesättigte“ Kochsalzlösung dar, die wir brauchen.) Ist dagegen der Harn sehr „hochgestellt“ (konzentriert, reich an festen Bestandteilen), dann geben wir der zur Kochprobe bestimmten Portion etwas destilliertes Wasser zu.
Alkalische Harne (Lackmuspapier!) müssen vor Anstellen der Probe mit Essigsäure schwach angesäuert werden.

Diese Vorbereitungen sind also nur unter besonderen Umständen erforderlich; der Zusatz von konzentrierter Kochsalzlösung wird sich allerdings meist als zweckmäßig erweisen.

Die Kochprobe, die darauf beruht, daß Eiweiß in neutraler oder schwach saurer Lösung beim Erhitzen gerinnt, verläuft nun wie folgt:

Kochprobe.

Der Harn wird im Reagenzglas zum Sieden erhitzt. Eine hierbei entstehende Trübung kann von gerinnendem Eiweiß, aber auch von ausfallendem Kalzium- oder Magnesiumphosphat sowie von Schleim (Muzin) herrühren. Um dies zu entscheiden, setzt man dem Harn 10 bis 15 Tropfen 25prozentige Salpetersäure zu. Wird er dadurch klar, so bestand die Ausfällung aus Phosphaten oder aus Muzin; bleibt eine flockige Trübung bestehen oder bildet sich ein ebensolcher Niederschlag, so sind diese durch Eiweiß verursacht. Eine nach Erkalten des Harns auftretende Trübung oder Ausfällung ist durch Urate bedingt.

Diese Eiweißprobe ist sehr zuverlässig; selbst außerordentlich geringfügige Mengen (bis ca. 0,004 %) Eiweiß werden durch sie noch angezeigt.

Die Hellersche Schicht- oder Ringprobe.

Diese nach dem früher bereits erwähnten Wiener Pathologen Heller benannte Prüfung beruht darauf, daß Eiweiß durch gewisse Chemikalien wie Salpetersäure und Pikrinsäure schon in der Kälte ausgefällt wird.

In einem Reagenzglas überschichtet man etwa 3 ccm 25prozentige Salpetersäure mit der gleichen Menge filtrierten Harns.

Bei Anwesenheit von Eiweiß tritt an der Berührungsstelle der beiden Flüssigkeiten ein trüber weißer Ring auf.

Man muß beim Anstellen dieser Probe etwas vorsichtig zu Werke gehen, damit die beiden Flüssigkeiten sich nicht vermischen. Zu diesem Zweck läßt man den Harn langsam an der Wand des geneigt gehaltenen Reagenzglases auf die Oberfläche der Säure hinablaufen.
Durch eingenommene harzartige Arzneistoffe kann gleichfalls eine ringförmige Trübung entstehen; diese verschwindet jedoch auf Zusatz von Alkohol.
Farbige (grünliche oder rötliche) klare Ringbildungen sind nicht durch Eiweiß, sondern durch Gallenfarbstoffe bedingt.
Die Hellersche Probe zeigt noch Eiweißmengen von 0,002 % an.

Die Sulfosalicylsäureprobe

Man versetzt einige ccm Harn, welche man vorher mit verd. Essigsäure angesäuert hat, mit einigen (5) Tropfen 20% Sulfosalicylsäurelösung; bei Gegenwart von Eiweiß bildet sich eine Trübung, welche beim Erhitzen nicht verschwindet.

Die Essigsäure-Ferrocyankaliumprobe.

Man versetzt einige ccm Harn nach vorheriger Ansäuerung mit verdünnter Essigsäure mit einigen Tropfen 10% Ferrocyankaliumlösung. Bei positiver Reaktion bildet sich eine Trübung. Empfindlichkeit: 0,008% .

Die Sublimat-Probe (Spieglersche Probe).

Man überschichtet einige ccm Harn mit der gleichen Menge Spieglers Reagens. Bei Anwesenheit von Eiweiß bildet sich an der Berührungsschicht ein deutlich weißer Ring.
Empfindlichkeit: 0,002‰. Die Spieglersche Probe ist die empfindlichste Eiweißprobe.

Zusammensetzung von Spieglers Reagens:

8 g Sublimat,
4 g Weinsteinsäure,
20 g Glyzerin,
168 g dest. Wasser.

48. *Kann man auch die Menge des im Harn etwa vorhandenen Eiweißes bestimmen?*

A.: Ja, z. B. mit Esbachs Albuminimeter und Esbachs Reagens. Man füllt das Albuminimeter (= Eiweißmesser) bis zur Marke U mit Harn, darauf bis zur Marke R mit Esbachs Reagens, verschließt es mit einem beigefügten Gummikorken und kehrt es vorsichtig und langsam dreimal um (nicht schütteln!), um die Bildung von Luftblasen zu verhindern. Dann bringt man das Albuminimeter in ein Reagenzglasgestell und läßt es 24 Stunden ruhig stehen. Nach der angegebenen Zeit wird die Höhe des Bodensatzes abgelesen. Die Marken zeigen die Anzahl Gramme Eiweiß in 1 Liter Harn an. Für diese Untersuchung muß der Harn sauer reagieren und notfalls mit Essigsäure eingesäuert werden. Schließlich darf der Harn nicht über 4 g Eiweiß im Liter enthalten. Zeigt ein Versuch einen höheren Eiweißgehalt an, so muß er mit entsprechend verdünntem Harn wiederholt werden. Die Temperatur hat ebenfalls einen wesentlichen Einfluß auf die Höhe des Bodensatzes, sie darf nicht wesentlich über oder unter der Zimmertemperatur liegen. Zusammensetzung der Esbachschen Reagens:

10 g Piktrinsäure,
20 g Zitronensäure,
970 g dest. Wasser.

49. *Gibt es noch andere Methoden zur mengenmäßigen Bestimmung von Eiweiß im Harn?*

A.: Ja, z. B. der quantitativen (vom lat. *quantum* = wieviel, im Gegensatz zu qualitativ, vom lat. *qualis* = wie be-

schaffen) Nachweis von Eiweiß mit dem Aufrechtschen Albuminimeter:
Man füllt ein Aufrechtsches Albuminimeter bis zur Marke U mit Harn und darüber bis zur Marke R mit dem Zentrifugen-Albuminimeterreagens, verschließt die Röhre mit einem trockenen Gummistopfen und schüttelt um, alsdann kommt die Röhre in die Zentrifuge, nach 2 – 3 Minuten kann man an der Skala die Eiweißmenge ablesen.
Zusammensetzung des Zentrifugen-Albuminimeterreagens:

1,2 g Piktrinsäure,
3,0 g Zitronensäure,
95,8 g dest. Wasser

Die Aufrechtsche Methode hat gegenüber der Esbachschen folgende Vorzüge:
a) der Eiweißgehalt läßt sich in 2 – 3 Minuten bestimmen;
b) ein Verdünnen des Harns ist selbst bei abnorm hohem Eiweißgehalt nicht erforderlich;
c) die Niederschlagsmenge ist weder vom spezifischen Gewicht noch von der Temperatur abhängig;
d) Anwendung sehr kleiner Flüssigkeitsmengen.

Schnellsuchmethode nach Eiweiß:
Albustix, uristix
Komb. Tests: Nephur-test, Combur 8.
Bei positiven Befunden müssen immer eingehendere Untersuchungen folgen.

50. *Was ist außer Eiweiß am häufigsten im Harn zu ermitteln?*
A.: Zucker.

51. *Woher kommt der Zucker in den Harn?*
A.: Das Blut enthält normalerweise etwa 0,1 % Traubenzucker, Glukose oder, genauer gesagt, d-Glukopyranose.

Es ist dies die Transportform der Kohlehydrate, also insbesondere aller Zucker- und Stärkearten, die wir mit der Nahrung aufnehmen. Diese werden im Darm sämtlich zu „niederen" Zuckerarten, zu sogenannten Hexosen (vom griech. *hexa*, sechs, weil sie 6 Kohlenstoffatome enthalten) abgebaut: zu Glukose (Traubenzucker), auch Dextrose (vom lat. *dexter*, rechts, nähere Erklärung s. u. Polarisation) genannt, zu Fruktose (Fruchtzucker) und zu Galaktose (aus Milchzucker entstehend) abgebaut,

Traubenzucker
(Glukose, Dextrose)
$C_6H_{12}O_6$

als solche in die Blutbahn aufgenommen, durch die Pfortader der Leber zugeführt und in dieser in einer unlöslichen Kohlehydratform, als „tierische Stärke", Glykogen, gespeichert.

Abb. 25
Der Zuckerstoffwechsel

A Der Nahrungszucker wandert aus dem Darm (Da) mit dem Pfortaderblut (Pf) zur Leber (Le), wo er als Glukogen gespeichert wird (Legl; Leberzellen mit Glukogen gefüllt, mikroskopisch).

B Bei Bedarf der Organe, namentlich der Muskeln (Mu), an Zukker wird das Zuckerzentrum an der Hirnbasis (Zuze) hiervon auf dem Nervenwege (Ne 1) benachrichtigt; es veranlaßt durch Nervenübertragung (Ne 2) die Nebenniere (Nenie) zur Ausschüttung von Adrenalin, das mit dem Blutstrom (Blu 1) zur Leber fließt und den Zufluß von Traubenzucker, in den sich das Glukogen verwandelt, zu den Muskeln auf dem Blutwege (Blu 2) bewirkt.

C Das Insulin der Bauchspeicheldrüse (Ba) bremst, mit dem Blut (Blu 3) zur Leber fließend, die Zuckerabgabe.

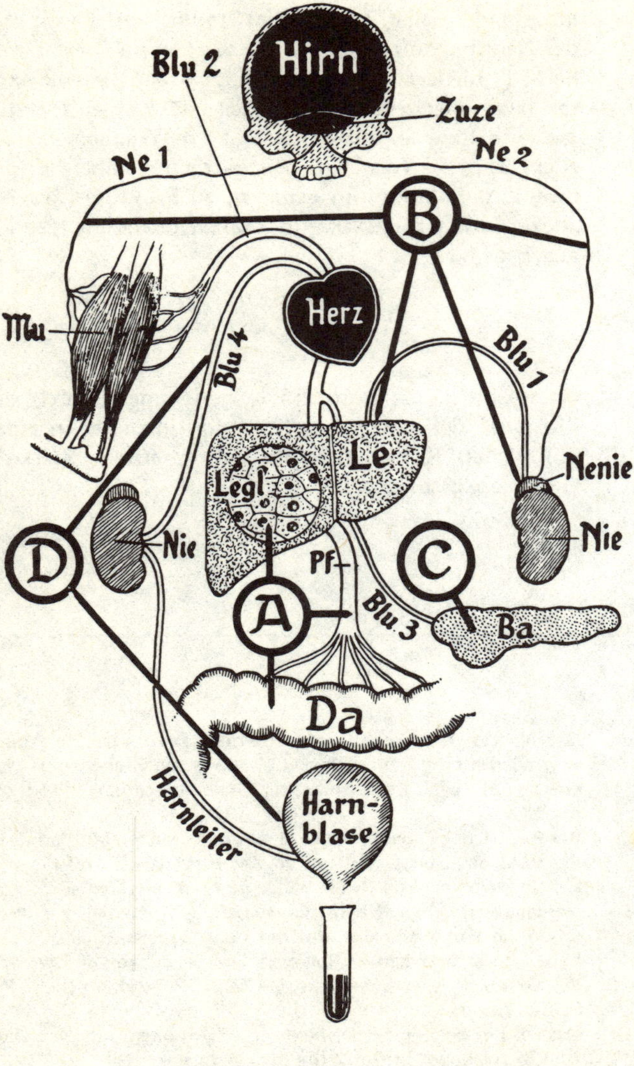
Hirn
Zuze
Blu 2
Ne 1
Ne 2
B
Herz
Mu
Blu 4
Blu 1
Le
Legl
Nenie
Nie
Nie
D
C
Pf
A
Blu 3
Ba
Da
Harnleiter
Harn-
blase

52. *Wozu braucht der Körper solche Depots von Kohlehydrat?*

A.: Kohlehydrat ist der Hauptbrenn-, der Hauptbetriebsstoff des Körpers, namentlich für die Muskelarbeit. Hierbei wird das Kohlehydrat unter dem Einfluß von Sauerstoff und besonderen Wirkstoffen, Fermenten, zu Kohlensäure und Wasser zerlegt und die dabei freiwerdende chemische Energie in Kraft (und Wärme) verwandelt.

53. *Wie gelangt das unlösliche Kohlehydrat Glykogen aus der Leber zu den Muskeln?*

A.: Der Bedarf der Muskeln an Zucker wird auf dem Nervenwege einem an der Hirnbasis gelegenen besonderen Zuckerzentrum gemeldet (Abb. 25, *Zuze*). Das Zukkerzentrum erteilt daraufhin, wiederum auf dem Nervenwege, der Nebenniere (Abb. 25, *Nenie*) Anweisung, von ihrem Hormon, dem Adrenalin (vgl. Strauß, Hormone, – Vorkommen, Eigenschaften, Wirkungen, Verlag Alwin Fröhlich), ins Blut einzusondern. Das adrenalinhaltige Blut gelangt darauf zur Leber und bewirkt hier die Umwandlung des unlöslichen Glykogens in löslichen Traubenzucker und dessen Ausschüttung ins Blut, das ihn zu den seiner bedürftigen Muskeln hinführt.

Die Abgabe von Traubenzucker aus der Leber in das Blut wird bedarfsweise gebremst durch das Hormon der Bauchspeicheldrüse, das Insulin, das die Aufgabe hat, den Zuckergehalt des Blutes, auch „Blutzuckerspiegel" genannt, auf einer normalen konstanten Höhe von etwa 0,1 % zu erhalten.

54. *Unter welchen Umständen wird Zucker mit dem Harn ausgeschieden?*

A.: Wenn dieser normale Blutzuckerspiegel sich aus irgendwelchen Anlässen auf mindestens 0,16 % erhöht. Man sagt dann: „Die Zuckerschwelle der Niere ist überschritten", womit zum Ausdruck gebracht ist, daß die Niere nur im Rahmen des erwähnten Hundertsatzes Zucker zurückzuhalten vermag. Hierzu muß bemerkt werden, daß bei manchen Menschen diese Zuckerschwelle der Niere schon unter 0,16 % überschritten wird, während andererseits viele Gesunde auch bei weit höheren Werten noch keinen Zucker ausscheiden.

55. *Bei der Zuckerkrankheit ist also die Zuckerschwelle der Niere überschritten?*

A.: Ja; bei der Zuckerharnruhr, dem *Diabetes mellitus* (von *diabainein*, hindurchgehen, und *mellitus*, honigsüß) ist die Funktion des Inselteils der Bauchspeicheldrüse gestört, infolgedessen wird nicht genug Insulin ins Blut eingesondert, um dem Nebennierenmarkhormon Adrenalin Widerpart zu leisten. So muß der Überschuß an Traubenzucker, den die Muskeln nicht verarbeiten können, aus dem Blut durch die Niere ausgeschieden werden.

Gleiches geschieht auch noch bei anderen Anlässen, z. B. wenn Adrenalin eingespritzt wird und somit im Körper ein Übergewicht gegenüber dem Insulin entsteht; ferner auf Injektion von Präparaten aus dem Hypophysenvorderlappen, der gleichfalls an der Zukkerregulation teilhat (vgl. S t r a u ß, Hormone, – Vorkommen, Eigenschaften, Wirkungen; Verlag Alwin Fröhlich); ebenso kann man durch Einspritzung von Phloridzin, einem in der Wurzelrinde von Kirsch-, Pflaumen- und Apfelbäumen vorkommenden Stoff, künstlich Zuckerausscheidung mit dem Harn hervorrufen, und da dies besonders bei Schwangeren leicht geschieht, hat man diese Methode zeitweise als Schwangerschaftsnachweis benutzt. Auch bei Vergiftungen, z. B. durch Kohlenoxyd, Äther, Chloroform, Morphium, Strychnin, kann Zucker im Harn auftreten. Bei einer Überschwemmung des Körpers mit Nahrungszucker spricht man von einer „alimentären" (von

alimentum, Nahrungsmittel) „Glukosurie" (von Glukose, Traubenzucker, und *ouron*, Harn).
Gegenüber diesen verschiedenerlei „transitorischen" (von *transeo,* ich gehe vorüber) Zuckerausscheidungen ist der *Diabetes mellitus*, die Zuckerharnruhr, dadurch gekennzeichnet, daß hier die Glukosurie – von gewissen Schwankungen abgesehen – von Dauer ist.
Die Diagnose Zuckerkrankheit auf Grund von Harnanalyse setzt voraus, daß die Untersuchung auch bei häufiger Wiederholung erhöhte Zuckerwerte ergibt. Darum sollte die Zuckerausscheidung im Harn täglich kontrolliert werden.

56. *Begegnet die Feststellung von Zucker im Harn Schwierigkeiten?*

A.: Nein! Einfachste Suchmethode, die handelsüblichen Teststäbchen: z. B. Clinistix, Glukotest, Combur 8 u. andere. Eingehendere Untersuchungen müssen nun folgen.

57. *Welcher Art sind diese?*

A.: Zunächst haben wir auf Menge, Farbe und spezifisches Gewicht des Harns zu achten. Diabetikerharne, von denen meist abnorm große Mengen im Laufe von 24 Stunden entleert werden, sind in der Regel hell gefärbt und weisen ein hohes spezifisches Gewicht auf. Der Harn muß für die hier in Betracht kommenden Reaktionen klar und schwach sauer sein; gegebenenfalls ist er mit etwas Essigsäure zu versetzen.
Eiweißhaltige Harne müssen für die Prüfung auf Zucker zunächst enteiweißt, vom Eiweiß befreit werden. Zu diesem Zweck kocht man eine entsprechende Portion (ca. 100 ccm) Harn in einer Kochflasche oder einem Erlenmeyer-kölbchen von etwa doppelt so großem Rauminhalt (ca. 200 ccm).
Scheidet sich hierbei das Eiweiß nicht in Flocken aus, dann gibt man nach und nach tropfenweise verdünnte

Essigsäure zu, ohne das Kochen zu unterbrechen (Vorsicht! Nicht übersäuern!). Nach dem Erkalten filtriert man den Harn vom Niederschlag ab, bis er ganz klar ist. Eine Probe des erkalteten Filtrats darf mit Essigsäure-Ferrozyankali (s. unter Eiweiß) keine Trübung mehr ergeben.

58. *Ist noch anderes zu beachten, bevor man auf Zucker untersucht?*

A.: Ja, ein etwaiger Gehalt des Urins an Schwefelwasserstoff. Man prüft auf solchen, indem man 10 ccm Harn auf etwas Bleiweiß schüttelt; dieses färbt sich bei Gegenwart von Schwefelwasserstof (H_2S) schwarz. Fällt die Reaktion positiv aus, so schüttelt man die für die Untersuchung auf Zucker bestimmte Portion Harn von ca. 50 ccm nach Ansäuern mit Essigsäure mit 1 g gepulvertem essigsauren Blei (*Plumbum aceticum*) und filtriert dann. Zur Entfernung überschüssigen Bleis wird das Filtrat mit einigen Kubikzentimetern einer gesättigten Natriumphosphatlösung versetzt und darauf abermals filtriert.

59. *Worauf beruht nun die Ermittlung von Zucker im Harn?*

A.: Auf vier verschiedenen Grundtatsachen:

1. Die einfachen Kohlehydrate, wie uns ein solches hier in Gestalt von Traubenzucker begegnet, lassen sich leicht oxydieren, d. h. sie lagern Sauerstoff (O) an, und zwar entweder an der CHO-Gruppe (im Formelbild des Traubenzuckers oben), auch Aldehyd-Gruppe genannt, oder an der CH_2OH-Gruppe, der Alkoholgruppe, oder aber an beiden zusammen. Auf solche Weise können aus dem Traubenzucker drei verschiedene Säuren entstehen: Hexonsäure, Hexuronsäure, Dikarbonsäure.
   Die landläufigen Methoden des Traubenzuckernachweises im Harn beruhen nun darauf, daß man

diesen Sauerstoff anderen, leicht „reduzierbaren" chemischen Verbindungen, die man mit dem Traubenzucker in Reaktion treten läßt, entzieht, und zwar wählt man dazu solche Substanzen (gewisse Metallsalze in Lösung), die bei diesem Sauerstoffverlust gewisse Farbänderungen erfahren, durch welche die stattgehabte Reaktion offensichtlich wird.

60. Ist es nur der Traubenzucker, der bei den in Betracht kommenden Chemikalien eine solche „Reduktion" bewirkt?

A.: Nein, hier sei nur bemerkt, daß z. B. Formalin oder Chloroform, das dem Harn zum Zweck der Konservierung zugesetzt wurde, reduzierend auf die üblichen Reagentien wirkt, weshalb man zweckmäßig nur Thymol zur Harnkonservierung benutzt.

61. Nach welchen weiteren Prinzipien kann Zucker im Harn ermittelt werden?

A.: Da, wie gesagt, die Reduktionsmethoden nicht spezifisch für Zucker sind, vermögen sie Aufklärung zu geben, daß ein Harn k e i n e n Zucker enthält (sowie auch keine anderen reduzierenden Substanzen); einen sicheren Nachweis für das Vorhandensein von Traubenzukker aber erbringen sie nicht.

Dazu verhelfen uns zwei andere Methoden:

2. Die als Hexosen bezeichneten einfachen Zuckerarten bilden mit der chemischen Substanz Phenylhydradzin besonders charakterisierte Verbindungen, die Osazone; Traubenzucker bildet mit Phenylhydrazin gelbe, büschelförmig angeordnete Kristallnadeln von d-Phenylglukosazon (Abb. 26).
3. Durch Hefe wird Traubenzucker in Alkohol und Kohlensäure zersetzt, worauf bekanntlich die Gewinnung alkoholischer Getränke beruht (vgl. S t r a u ß, Die Heilmittel, – woher sie kommen, was sie sind, wie sie wirken; Verlag Alwin Fröhlich).

Auch Fruchtzucker unterliegt dieser Gärung, wie er auch mit Phenylhydrazin ein Osazon bildet; aber er tritt im Harn nur selten und in geringer Menge auf und spielt deshalb praktisch keine Rolle. Das Verfahren des Harnzuckernachweises durch Gärung hat man in sinnreicher Weise zu einer Methode zur quantitativen (mengenmäßigen) Bestimmung des Harnzuckers ausgebaut (siehe unten).

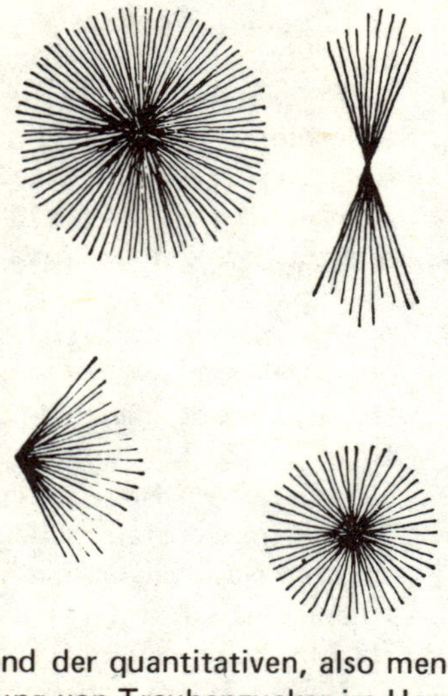

Abb. 26

Kristalle von Phenylglukosazon

4. Gleichfalls vorwiegend der quantitativen, also mengenmäßigen Ermittlung von Traubenzucker im Harn dient die Polarisationsprobe, die auf folgendem beruht:
Durch Kristallplättchen aus Turmalin, einem Halbedelstein, kann man einen Lichtstrahl zwingen, statt, wie gewöhnlich, in allen möglichen Richtungen senkrecht zu seiner Längsachse, nur in einer Ebene senkrecht zu dieser zu schwingen, – man sagt: Das Licht wird „polarisiert" (Abb. 27).
Solch polarisierter Lichtstrahl nun wird durch Lösungen gewisser chemischer Körper, durch die man

ihn hindurchgehen läßt, aus seiner normalen Schwingungsebene nach links oder nach rechts abgelenkt; man sagt, die betreffende Substanz „dreht" den polarisierten Lichtstrahl nach links oder nach rechts, was übrigens mit ihrer chemischen Struktur zusammenhängt. Traubenzucker dreht den polarisierten Lichtstrahl nach rechts, und deshalb nennt man ihn auch Dextrose (von *dexter*, rechts). In einem sogenannten Polarisationsapparat kann diese Drehung beobachtet und an ihrer Stärke abgelesen werden, wie stark die betreffende Traubenzuckerlösung ist, d. h. in unserem Falle, wieviel Traubenzucker der Harn enthält.

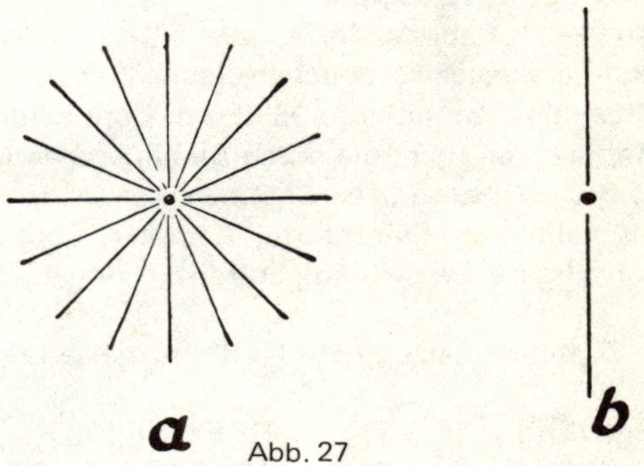

Abb. 27

a) Schwingungen eines gewöhnlichen Lichtstrahls,
b) Schwingungen des „polarisierten" Lichtstrahls, beide im Durchschnitt gesehen.

62. Wie geht man praktisch bei der Ermittlung von Traubenzucker im Harn vor?

A.: Zum qualitativen Nachweis von Traubenzucker im Harn stellt man zunächst die

Reduktionsprobe nach Trommer bzw. Fehling

an: Je 2 ccm Fehlingsche Lösung I und II und

2 ccm Wasser werden im Reagenzglas zum Sieden erhitzt. Darauf setzt man der Lösung 5 ccm Harn zu und kocht auf. Ist Traubenzucker vorhanden, dann entsteht aus der schön blauen Flüssigkeit zunächst eine gelbe Fällung von Kupferhydroxydul, dann ein roter Niederschlag von Kupferoxydul. (Entsteht nur eine rote Färbung, aber kein Niederschlag, dann säuert man den Harn mit Essigsäure an und versetzt mit etwas Bleiazetatlösung, filtriert ab und fällt das Blei aus dem Filtrat mit Natriumphosphatlösung. Die hiervon abfiltrierte Lösung prüft man nun erneut nach Fehling. (Die Lösung muß sauer sein.) Weißliche oder andersfarbige Niederschläge, die bei dieser Probe etwa entstehen, zeigen keinen Zucker an.
Andere Harnbestandteile, die Fehling reduzieren und so Zucker vortäuschen können, sind: Harnsäure, Kreatinin, Glutathion, Glukuronsäure, Adenylsäure. An Arzneimitteln, die durch Bildung gepaarter Glukuronsäuren ebenso wirken können, kommen in Betracht: Chloralhydrat, Chloroform, Kampfer, Copaivabalsam, Salicylsäure, Terpentinöl, Sulfonal, Trional.

Zusammensetzung der Fehlingschen Lösungen:

Fehling I:	Fehling II:
34,64 g Kupfersulfat	173,0 g Seignettesalz
465,36 g dest. Wasser	100,0 g Natronlauge (15%)
	227,0 g dest. Wasser.

63. Welche Prüfung ist an zweiter Stelle vorzunehmen?
A.: Man untersucht den Harn nach Nylander.

Die Reduktionsprobe nach Nylander

beruht auf der reduzierenden Wirkung des Traubenzuckers auf Wismutoxyd, das dabei zu dunklem metallischem Wismut reduziert wird.

Man versetzt 3 Kubikzentimeter Harn mit 1 ccm Nylanders Reagens und kocht das Gemisch mindestens 3 Minuten lang im Reagenzglas. Bei Anwesenheit von Traubenzucker tritt erst Gelb-, dann Gelbbraun, Schwarzbraun bis Schwarzfärbung auf, und aus dem undurchsichtigen Gemisch scheidet sich schließlich nach kürzerem oder längerem Stehen ein schwarzer Niederschlag ab. Für diese Probe ist besonders wichtig, daß der Harn vorschriftsmäßig von Eiweiß und Schwefelswasserstoff befreit ist!
An Arzneimitteln können dunkle Niederschläge hervorrufen und dadurch irreführen: Rharbarber, Sennesblätter, Santonin, Salicylsäure, Antipyrin, Acetanilid, Chloralhydrat, Chloroform, Terpentinöl, Saccharin.

64. *Gibt es noch weitere Reduktionsproben zum Nachweis von Zucker im Harn?*

A.: Ja, es gibt noch mehrere Reduktions- sowie auch andere Proben. Aber wir begnügen uns mit den beiden vorstehend beschriebenen und sind bedacht, das etwaige positive Ergebnis nun zu sichern, wozu wir die

Phenylhydrazinprobe

anstellen:

In einem kleinen Erlenmeyerkölbchen versetzt man 20 ccm (enteiweißten!) Harn mit 10 Tropfen verdünnter Essigsäure, 1 g Natirumazetat und 2 g salzsaurem Phenylhydrazin, schüttelt um und erhitzt das Gemisch, etwa eine halbe Stunde lang im Wasserbade. Dann gießt man die heiße Lösung in ein Porzellanschälchen und läßt erkalten. Scheidet sich dabei ein Niederschlag ab, so gießt man die Flüssigkeit vorsichtig von diesem ab und betrachtet eine kleine Menge des Niederschlags bei etwa 200facher Vergrößerung unter dem Mikroskop. Besteht er, wie anzunehmen, aus Phenylglukosazon, so weist er gelbe, büschelförmig angeordnete Kristallnädelchen (s. Abb. 26) auf. Phenylglukosazon schmilzt bei etwa 205 Grad.

65. *Wie bewerkstelligt man die mengenmäßige Zuckerermittlung?*

A.: Erstens durch das bereits oben unter 3. erwähnte Verfahren der Vergärung. Man bedient sich dazu eines Gerätes, das man als Gärungssaccharometer (von *saccharum*, Zucker) bezeichnet; in Abbildung 28 ist ein solches wiedergegeben.

Der gut gereinigte, völlig trockene Apparat wird mit dem beigegebenen Quecksilber beschickt (dunkel schraffierter Teil in Abb. 28). Auf die Oberfläche des Quecksilbers bringt man mit einer dem Apparat gleichfalls beigegebenen Pravaz-Spritze 0,5 ccm des sauren (evtl. zuvor mit Essigsäure angesäuerten) Harns und

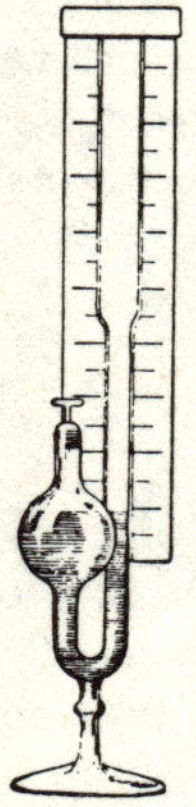

Abb. 28

Gärungssachcharometer

auf gleiche Weise 0,1 bis 0,2 ccm eines unmittelbar zuvor angerührten dünnen Breies von frischer Preßhefe und Wasser.

Nach festem Verschluß des Gerätes mit Glasstöpsel und beigegebenem Gewicht überläßt man das Ganze bei

Zimmertemperatur sich selbst. Bei einer auf 32 bis 38 Grad erhöhten Temperatur (Ofennähe, Heizungsnähe, Brutschrank, Sonne usw.) genügen 4 bis 5 Stunden. Die bei Vergärung des Traubenzuckers durch die Hefe sich entwickelnde Kohlensäure drückt auf die Quecksilberoberfläche und treibt das flüssige Metall in dem engen Schenkel des Apparates in die Höhe. Auf der beigegebenen Skala läßt sich dann am Stande der Quecksilbersäule der Zuckergehalt des Harns unmittelbar ablesen. Die weiteren Einzelheiten in der dem Apparat beigefügten Gebrauchsanweisung sind genau zu beachten.

66. *Nach welchem anderen Verfahren kann der Zucker im Harn noch quantitativ bestimmt werden?*

A.: Die weiterhin noch gebräuchliche Laboratoriumsmethode ist die Untersuchung mit dem Polarisationsapparat.

Hierbei ist insbesondere zu beachten, daß der Harn unter allen Umständen vollkommen klar sein muß. Ist dies nicht der Fall und auf übliche Weise auch nicht zu erzielen, oder ist der Harn gefärbt, so bringt man von einer Bleiazetatlösung aus 10 T. kristallisiertem Bleiazetat, 20 T. Wasser und 5 T. verdünnter Essigsäure (T. = Teile) 5 ccm in ein Meßkölbchen und fügt 50 ccm Harn und ein Gramm Kohle (*Carbo medicinalis* M e r c k) hinzu, füllt mit Harn bis zur Marke von 100 ccm auf, schüttelt kräftig durch und läßt das Gemisch unter öfterem Umschütteln eine Viertelstunde lang stehen. Dann wird abfiltriert und das vollkommen klare und farblose Filtrat im 200-mm-Rohr polarisiert.

Da ein Bruchteil des Zuckers von der Kohle absorbiert wird, muß man der abzulesenden Zahl bei einem Zuckergehalt des Harns von etwa 0,5 % etwa 0,08 %, bei einem Gehalt von 1 % etwa 0,1 % und bei einem Gehalt von 2 % etwa 0,16 % zuzählen.

Die exakteste Methode zur quantitativen Zuckerbestimmung ist die Photometerbestimmung, sie wird heute in den meisten Fällen angewandt. Es wird nach den Anleitungen der im Handel befindlichen Apparate gearbeitet. Alle diese Prüfungen sind mit enteiweißtem Harn vorzunehmen.

67. *Nach welchen sonstigen Bestandteilen ist noch im Harn zu fahnden?*

A.: Es wird immer Sache der fortgeschrittenen Übung und Erfahrung sein, aus diesen oder jenen Befunden, sei es hinsichtlich Menge, spezifischem Gewicht, Farbe des Harns, sei es bezüglich bestimmter Inhaltstoffe, Anhaltspunkte für die weitere Gestaltung des Untersuchungsganges zu gewinnen. In vielen Fällen wird natürlich in erster Linie die Krankengeschichte der Person, von der der Harn stammt, in dieser Hinsicht richtungweisend sein.

68. *Kann der Gehalt eines Harns an Eiweiß Veranlassung zur chemischen Untersuchung auf bestimmte andere Stoffe geben?*

A.: Ja; wir haben diesen Punkt schon einmal berührt; wir sprachen von der „unechten" Albuminurie (Eiweißharnen), die durch den Eiweißgehalt von Blut oder Eiter hervorgerufen wird. Sprechen die Anzeichen hierfür (siehe unter Eiweiß), so wird man solche Bestandteile zunächst chemisch festzustellen suchen.

69. *Was ist bei einem etwaigen Blutgehalt des Harns bemerkenswert?*

A.: Wir unterscheiden hier zwischen „Hämaturie" (vom griech. *haima*, Blut) und Hämoglobinurie (abgeleitet von „Hämoglobin", dem Blutfarbstoff). Bei ersterer führt der Harn unverändertes Blut, das irgendeinem geschädigten Bezirk der Harnwege entstammt. Bei der Hämoglobinurie dagegen sind es in der Blutbahn krankhaft zerfallene rote Blutkörperchen, die dem Harn ihren Eiweißgehalt mitteilen; das kommt bei schweren

Infektionskrankheiten, aber auch nach starken Verbrennungen und Erfrierungen sowie bei Vergiftungen, z. B. durch Arsen, Phenol, Jod, Chinin, chlorsaures Kali, Pilze, vor.

70. *Kann man durch die chemische Blutuntersuchung feststellen, ob eine Hämaturie oder Hämoglobinurie vorliegt?*

A.: Nein; das muß die mikroskopische Untersuchung erweisen.

71. *Ist eine Blutbeimengung zum Harn nicht immer schon makroskopisch sichtbar?*

A.: Bei kleinen Mengen nicht; bei stärkerem Gehalt an Blut erscheint der Harn fleischwasserfarbig, blutrot oder braunrot.

Bei Blutgehalt des Harns ist auch daran zu denken, daß er zufällig (z. B. bei Frauen als Menstrualblut) bedingt sein kann.

Schnellsuchtest auf Blut:

Heglostix, Combi-Uristix, Combur 8 u. andere. Danach müssen mikroskopische und chemische Untersuchungen folgen.

72. *Wie wird die chemische Untersuchung auf Blut vorgenommen?*

A.: Dafür seien hier vier verschiedene Proben angegeben:

a) van Deen sche Probe, Guajakprobe.

In ein Reagenzglas bringt man einige ccm Harn und fügt 10 Tropfen frisch bereiteter Guajakharztinktur und 20 Tropfen verharztes Terpentinöl hinzu. Bei Anwesenheit von Blut tritt Blaufärbung auf.

b) Heller sche Probe.

Zu 10 ccm unfiltrierten Harn fügt man 20 Tropfen 10% Kalilauge und kocht den Harn etwa 3 Minuten lang. Die nach dem Erkalten ausfallenden Erdphosphate färben sich rotbraun bis granatrot. Bei auffallendem Licht erscheinen dieselben grünlich gefärbt.

c) Oxydationsprobe.
Zu 10 ccm unfiltrierten Harn werden 3 Tropfen Perhydrol „Merck“ (30% Wasserstoffsuperoxyd) gegeben. Nach kurzer Zeit treten in der Flüssigkeit Gasbläschen auf, die schließlich – je nach dem Blutgehalt – über der Oberfläche eine mehr oder weniger hohe Schaumschicht bilden.

d) Benzidinprobe.
Zu 10 ccm Harn fügt man im Reagenzglas 1 ccm Eisessig. Dann schüttelt man mit 5 ccm Äther tüchtig durch. Der Äther wird mit einer Glaspipette abgehoben und in einem zweiten Reagenzglas mit 1/2 bis 1 ccm frisch bereiteten Benzidinreagens und 3 ccm 3% Wasserstoffsuperoxyd versetzt und geschüttelt. Beim Vorhandensein von kleinsten Spuren von Blutfarbstoff tritt in wenigen Sekunden – je nach der Menge des Blutfarbstoffes – eine grüne bis tiefblaue Färbung auf.

73. Wie wird auf Eiter geprüft?

A.: Wenn ein Harn Eiter enthält (was auf einen entzündlichen Vorgang in den Harnwegen schließen läßt), läßt man absetzen, gießt vorsichtig einen Teil der über dem Niederschlag stehenden Flüssigkeit ab und gibt den Rest auf ein Filter, auf dem die festen Stoffe zurückgehalten werden. Zu diesen fügt man ein kleines Stückchen Ätznatron. Hierbei bildet Eiter eine grünlich gefärbte, zähe, glasige, klumpige, fadenziehende Masse, während Schleim sich auslöst.
In einem anderen Teil des Niederschlags gibt man etwas destilliertes Wasser, einige Tropfen Guajaktinktur und 1 Tropfen Perhydrol; tritt dabei Blaufärbung auf,

so handelt es sich um Eiter. Wie auf Blut, so muß auch auf Eiter weiterhin noch mikroskopisch untersucht werden (s. 3. Abschnitt des II. Teils: Die mikroskopische Untersuchung des Harns).

74. *Es wurde eben ein etwaiger Schleimgehalt des Harns erwähnt; – was hat es damit auf sich?*

A.: Wir sind schon früher auf den Schleimstoff Muzin gestoßen, der eine Verbindung von Eiweiß und Kohlehydrat darstellt, während der Schleimstoff Nukleoalbumin außerdem noch Phosphor enthält. Diese Schleimstoffe treten besonders bei Katarrhen der Harnorgane reichlich im Urin auf.

75. *Wie weist man sie nach?*

A.: Sie ergeben beim Versetzen des Harns mit Essigsäure eine Trübung oder einen Niederschlag, die sich auf Zusatz von Salpetersäure wieder lösen, nicht aber, wenn Bluteiweiß, Serumalbumin oder Serumglobulin zugegen ist.

76. *Auf welche weiteren chemischen Inhaltstoffe hat sich eine Harnuntersuchung noch zu erstrecken?*

A.: So wie sich im Anschluß an die Feststellung eines Eiweißgehaltes die Notwendigkeit weiterer bestimmter Ermittlungen ergeben kann, so auch bei Anwesenheit von Zucker im Harn.

77. *Was ist bei einem zuckerhaltigen Harn noch zu ermitteln?*

A.: Eventuell vorhandene Azetonkörper.

78. *Was sind Azetonkörper und was haben sie zu bedeuten?*

A.: Unter Azetonkörpern versteht man Azeton, Azetessigsäure und β-Oxybuttersäure, Substanzen, die im Körper aus Eiweißstoffen und Fetten hervorgehen, im Harn aber normalerweise nur in Spuren auftreten, weil sie im Körper größtenteils weiter zu Kohlensäure und Wasser oxydiert werden. Dieser Vorgang ist nun bei höheren Graden von Zuckerkrankheit infolge der mangelnden Kohlehydratoxydation gehemmt, und es treten in solchen Fällen vermehrt Azetonkörper im Urin auf, wobei das Erscheinen von Azetessigsäure und Oxybuttersäure bereits das Stadium einer „Säurevergiftung" anzeigt.

Der Nachweis dieser Körper bei der Zuckerkrankheit ist daher für die Beurteilung der Schwere der Erkrankung ebenso wichtig wie die Höhe des Harnzuckers selbst.

Das Vorhandensein von Azeton in größerer Menge im Harn ist durch einen obstartigen Geruch zu erkennen.

79. Treten Azetonkörper nur bei der Zuckerkrankheit vermehrt im Harn auf?

A.: Sie können auch gefunden werden als Folge von Hungerzuständen, schweren Verdauungsstörungen, reiner Fleischkost, manchen Infektions- und Geisteskrankheiten.

80. Wie weist man die Azetonkörper im Harn nach?

A.: Nach der L e g a l schen Probe (gen. nach dem Breslauer Arzt, E. L e g a l, 1859 – 1922):

Eine Lösung von einigen Körnchen Nitroprussid-Natrium in 2 ccm destilliertem Wasser gibt man zu 10 ccm Harn und fügt weiterhin 10 Tropfen 10 - 20%ige Natronlauge zu, wobei sich der Harn rot färbt. Nachdem die Färbung wieder verschwunden bzw. abgeblaßt ist, setzt man etwa 5 ccm Essigsäure zu. Nimmt die Lösung dabei wieder rote bis violette Färbung an, so sind Azetonkörper zugegen. Die Probe zeigt sowohl Azeton wie Azetessigsäure an.

Auf letztere prüft man auch, indem man etwas f r i s c h gelassenen Harn mit einigen Tropfen Schwefelsäure

ansäuert und mit Äther ausschüttelt. Wenn man nun einige Kubikzentimeter dieses Ätherauszuges über eine Mischung von 3 Tropfen Eisenchloridlösung in 5 ccm Wasser schichtet, so bildet sich bei Gegewart von Azetessigsäure ein roter Ring.
Medikamente wie Salicylsäure, Aspirin, doppelkohlensaures Natrium können zu Irreführungen Anlaß geben!

Schnelltest zur Untersuchung auf Azeton: Acetest-Tablette oder Teststäbchen:
Ketostix, Labstix, Ketur-Test u. andere.

81. Wie untersucht man auf Oxybuttersäure?

A.: Dafür gibt es verschiedene Methoden!
20 ccm Harn werden bei mäßiger Wärme (auf dem Wasserbade) bis auf 5 ccm eingedampft, wobei die Azetessigsäure verdampft. Man säuert mit einigen Tropfen konzentrierter Salpetersäure an, verreibt mit soviel gebranntem Gips, daß man eine dicke Masse erhält, und überläßt diese sich selbst, bis sie zu erstarren beginnt. Dann zerreibt man sie, zieht sie mehrmals gründlich mit Äther aus und dunstet die filtrierte Ätherlösung ein. Den hierbei verbleibenden Rückstand löst man in etwas Wasser und neutralisiert mit Bariumkarbonat. Nach dem Abfiltrieren versetzt man die jetzt neutrale Lösung mit 2 bis 3 Tropfen gewöhnlichen Wasserstoffsuperoxyd und dann mit einigen Tropfen 5%iger Eisenchloridlösung, die etwas Ferrosalz enthält. Überschuß an Wasserstoffsuperoxyd wie an Eisenchlorid ist zu vermeiden. Nach kurzer Zeit bewirkt die Anwesenheit von Oxybuttersäure eine Rosafärbung des Gemischs, die sich alsbald verstärkt, um dann wieder zu verschwinden.

82. Farbstoffe im Harn?

A.: Nicht selten treten gewisse Farbstoffe als Ausdruck krankhafter Vorgänge im Körper im Harn auf; und wir müssen in diesem Zusammenhang noch einmal auf die vorbeschriebene Prüfung auf Azeton und Azetessigsäure zurückkommen: Wenn hierbei auf den Zusatz von Essigsäure keine Rot-Violett-, sondern eine Blau-Grünfärbung auftritt, so deutet das auf einen Gehalt des Harns an Melanin (vom griech. *melas*, schwarz), einen braun-schwarzen, eiweißhaltigen Farbstoff, der bei sogenannten Melanomen, braun bis schwarz gefärbten, meist bösartigen inneren Geschwülsten, im Harn erscheint.

Melaninhaltiger Harn ist hellgelb bis gelbbraun und nimmt erst beim Stehen bzw. beim Versetzen mit einem Oxydationsmittel wie Salpetersäure oder Eisenchlorid tiefdunkle Färbung an.

83. Welche Farbstoffe können noch im Harn vorkommen?

A.: Vor allem Gallenfarbstoffe, wie bereits bei Besprechung der Harnfärbung erwähnt und an dieser oft schon zu erkennen (gelbbraun, rotbraun, grünlichbraun, grün mit gelbbraunem und gelblichgrünem Schaum).

84. Wie kommen die Gallenfarbstoffe in den Harn?

A.: Sie stammen aus dem in der Leber vor sich gehenden Zerfall des Blutfarbstoffes, des Hämoglobins, von dem an anderer Stelle (Blutgehalt des Harns) die Rede war; bei gewissen Schädigungen des Leber-Gallesystems, z. B. bei Gelbsucht (s. Teil III) gelangen die Gallenfarbstoffe in größerer Menge ins Blut und können dann, statt normalerweise mit dem Kot ausgeschieden zu werden, im Harn erscheinen.

85. Um welche Gallenfarbstoffe handelt es sich?

A.: Die – in größeren Mengen auch an der normalen Harnfärbung teilnehmenden – Gallenfarbstoffe sind: Bilirubin, Biliverdin, Urobilin (Urobilinogen); das Urobilin, besonders bei fieberhaften Erkrankungen zufolge des erhöhten Zerfalls von Blutfarbstoff im Harn auftretend und ihn rötlich färbend, auch bei Typhus,

Paratyphus, Fleischvergiftungen u. a.

86. Wie weist man die Gallenfarbstoffe Bilirubin und Biliverdin im Harn nach?

A.: Man bringt in ein Reagenzgals 5 ccm reine Salpetersäure, fügt 1–2 Tropfen rauchende Salpetersäure hinzu und schichtet dann mit einer Pipette die gleiche Menge Harn über die Säure, und zwar so, daß keine Mischung der beiden Flüssigkeiten eintritt. Bei Anwesenheit von Gallenfarbstoffen tritt an der Berührungsstelle der beiden Flüssigkeiten ein grüner Ring auf.

Bilirubinnachweis nach Dr. Kalk:

Zu 5 ccm Urin gibt man einige Tropfen 1/4% Methylenlenblaulösung. Bleibt die Blaufärbung erhalten, Befund negativ, bei positivem Befund tritt eine Grünfärbung ein. Hinweis bei Lebererkrankungen.

87. Wie weist man Urobilin im Harn nach?

A.: Zu 3 ccm Harn gibt man 3 ccm Schlesingersche Reagens, alles gut durchschütteln und filtrieren. Bei Anwesenheit von Urobilin zeigt sich eine grünliche Fluoreszenz im Filtrat.

88. Wie stellt man Urobilinogen im Harn fest?

A.: Man versetzt einige ccm Harn mit Urobilinogenreagens. Bei starkem Vorhandensein von Urobilinogen tritt bereits in der Kälte eine purpurrote Färbung auf (Urobilinogen = sehr stark positiv). Zeigt sich in der Kälte keine Veränderung, so erwärmt man; bei vorhandenem Urobilinogen tritt dann eine purpurrote Färbung ein (Urobilionogen = positiv).

Schnellsuchmethode:

Urobilinogen: Ugen-Test
Bilirubin: Ictotest-Tabl.
Kombinations-Test: Bilogen-Test, Combur 8

89. Worauf kann sich eine Harnuntersuchung noch erstrekken?

A.: Auf die Feststellung von Indikan. Die Indikanausscheidung ist erhöht bei Darmerkrankungen, Darmfäulnis infolge Stauung, Verstopfung und Stagnation des Darminhalts, ferner bei Eiterungen durch vermehrten Eiweißzerfall.

90. Wie erfolgt der Indikannachweis?

A.: Nach Obermayer (Wiener Internist, 1861–1925): man mischt 5 ccm des sauer reagienrenden Harns (evtl. vorher mit Essigsäure ansäuern!) mit 5 ccm Obermayers Reagens, bestehend aus einer Mischung von 100 ccm rauchender Salzsäure mit 4 Tropfen Eisenchloridlösung, fügt etwa 2 ccm Chloroform zu und schüttelt das Ganze wiederholt gelinde um. Bei Gegenwart von Indikan färbt sich dann die untere, aus Chloroform bestehende Schicht im Reagenzglas je nach der vorhandenen Indikanmenge infolge Oxydation des Indoxyls zu Indigo stärker oder schwächer blau.

91. Ist der Nachweis von Harnsäure im Urin von großer diagnostischer Bedeutung?

A.: Harnsäure tritt normalerweise als Produkt des Kerneiweißzerfalls von Körper- und Nahrungszellen in wechselnder Menge – besonders je nach Art der Ernährung – im Harn auf. Für die Gicht als Harnerkrankung ist das Erscheinen größerer Mengen Harnsäure im Urin keineswegs so charakteristisch, wie man früher geglaubt hat.

Hier werden harnsaure Salze besonders in den Gelenken und deren Umgebung abgeschieden. Vermehrte Ausscheidung von Harnsäure kann bei bestimmten Krankheiten (Leukämie, hohes Fieber u. a.) auftreten. Dauernde Ausscheidung in vermehrtem Umfang kann zur Bildung von Harnsteinen führen.

92. *Wie weist man die Harnsäure nach?*

A.: Freie Harnsäure kommt nur in stark sauren Harnen vor und bildet in ihnen bei längerem Stehen einen rotbraunen Niederschlag. Die mikroskopische Untersuchung läßt die Harnsäurekristalle deutlich erkennen (vgl. d. nachfolgenden Abschnitt 3).

Chemisch untersuchen wir auf Harnsäure gleichfalls im Sediment mit der Murexidreaktion, die bei Beschreibung der Untersuchung von Harnkonkrementen bereits Erwähnung gefunden hat.

93. *Wie stellt man die Harnsäuremengen im Harn fest?*

A.: Mit dem Ruhemannschen Urikometer. Eine Gebrauchsanweisung liegt dem Instrument bei. Dasselbe enthält eine dreifache Einteilung. Bis zur Marke S füllt man Schwefelkohlenwasserstoff, bis zur Marke J Jodlösung. Über der Marke J befindet sich die Skala für die Werte der Harnsäure berechnet auf 1 Liter.

94. *Worauf ist noch zu prüfen?*

A.: Eine gewisse Bedeutung kann der Feststellung des Gehaltes eines Harns an Chloriden (Natriumchlorid, Kochsalz) zukommen, der normalerweise 10—15 g innerhalb 24 Stunden beträgt, natürlich jedoch von dem Salzgehalt der aufgenommenen Nahrung weitestgehend abhängig ist. Da der Kochsalzgehalt des Harns vermindert ist während fieberhafter Erkrankungen, Nierenkrankheiten, Blutarmut, Magen- und Darmkrebs, vermehrt dagegen nach fieberhaften Erkrankungen (in der Rekonvaleszenz) und infolge Aufsaugung von Ergüssen, so kann seine Ermittlung einen gewissen diagnostischen Wert haben. Es ist auch eine Kontrolle in solchen Fällen, in denen eine kochsalzarme oder kochsalzfreie Kost vorgeschrieben wurde.

95. *Wie prüft man auf Chloride?*

A.: Man gibt zu 10 ccm filtrierten Harns 3 Tropfen Salpetersäure und darauf 1 ccm 3%iger Silbernitratlösung. Aus der Stärke der sich dabei bildenden Trübung bzw. des entstehenden Niederschlags kann man schließen, ob viel oder wenig Kochsalz im Harn enthalten ist.

96. *Ist damit die chemische Untersuchung des Harns beendet?*

A.: Nein! Auf e i n e Prüfungsmethode müssen wir noch zu sprechen kommen: auf die Diazo-Reaktion nach E h r l i c h (Frankfurter Biologe, 1854–1915; Erfinder des Salvarsan).

97. *Was bedeutet das: Diazo?*

A.: Diazokörper sind gewisse chemische Verbindungen, die einen aus 2 Stickstoffatomen bestehenden Komplex enthalten (*dis* heißt griech. zweimal und *azote* heißt Stickstoff).
Solche Verbindungen entstehen bei Anwendung des E h r l i c h schen Reagens unter einer typischen Farbreaktion, wenn der Harn bestimmte Stoffe enthält, die man als schwefelhaltige Zerfallsprodukte des Eiweißabbaues ansieht. Es handelt sich um eine Vorstufe des Harnstoffes Urochrom, die man als Urochromogen (*gennao* heißt griech. ich erzeuge) bezeichnet. Es ist charakteristisch, daß diese Substanz (oder diese Substanzen) unter besonderen krankhaften Umständen, bei erhöhtem Gewebs- und Eiweißzerfall, so bei Infektionskrankheiten wie Masern, Typhus, Tuberkulose u. a. m., in größerer Menge im Harn auftritt und mit dem E h r l i c h schen Reagens nachweisbar ist.

98. *Woraus besteht das E h r l i c h sche Reagens?*

A.: Aus 2 verschiedenen, s t e t s f r i s c h zu bereitenden Lösungen:
Lösung I:
0,1 g Sulfanilsäure werden in 1,0g 25%iger Salzsäure gelöst und 19,0 g dest. Wasser zugefügt.

Lösung II:
0,1 g Natriumnitrit werden in 20,0 g dest. Wasser gelöst.

99. *Wie wird die Prüfung angestellt?*
A.: 10 ccm Harn werden in einem Reagenzglas mit 10 ccm der Lösung I und 3 Tropfen der Lösung II gemischt; dann gibt man auf einmal 2,5 ccm 10%ige Ammoniakflüssigkeit hinzu und schüttelt durch. Färben sich dabei Flüssigkeit und Schaum rot, so ist die Reaktion als positiv anzusehen.
Andere etwa auftretende Farbnuancierungen sind nicht maßgebend. Erscheint der Ausfall zweifelhaft, so überläßt man das Ganze 24 Stunden sich selbst; im positiven Fall hat sich dann ein dunkelgrüner Niederschlag abgesetzt.
Zu beachten ist, daß von Arzneistoffen Opium, Morphin, Dionin, Heroin, Chrysarobin, Naphthalin ebenfalls positive Diazoreaktion geben, während gerbsäurehaltige Arzneimittel sowie Phenol, Kresol, Kreosot, Guajakol, Salol sie verhindern.

Nachweis von Arzneistoffen im Harn

Da eingenommene, eingespritzte wie auch häufig äußerlich zur Anwendung gebrachte Arzneimittel, die mit dem Harn ausgeschieden werden, häufig Reaktionen ergeben, die zu Irreführungen und falschen Schlußfolgerungen bei der Harnanalyse führen könnten, sei hier noch eine kurze Aufstellung über den Nachweis von Arzneimitteln im Harn nach Hager (Handbuch der Pharmazeutischen Praxis, Verlag Julius Springer, Berlin) gebracht:

Antipyrin: Harn färbt sich auf Zusatz von Eisenchlorid purpurrot.

Aspirin: Harn gibt mit Eisenchloridlösung Blauviolettfärbung.

Atophan: Harn wird auf Zusatz von Ammoniumsulfat und Ammoniak grün.

Bärentraubenblätter färben den Harn olivgrün oder dunkelblau.

Bromide: Fügt man zum Harn einige ccm Chloroform und tropfenweise Chlorwasser, so färbt sich beim Umschütteln das Chloroform gelb bis gelbrot.

Cascara sagrada: Harn ist intensiv gelb oder rotgelb, auf Zusatz von Lauge rot; beim Erwärmen bildet sich ein roter, in Essigsäure mit gelber oder roter Farbe sich lösender Niederschlag.

Chinin: Man macht den Harn mit Ammoniak alkalisch, schüttelt mit Äther aus und verdunstet den Äther; der Rückstand färbt sich auf Zusatz von Chlorwasser und Ammoniak grün.

Jodide: Fügt man zum Harn etwas Salzsäure, Chloroform und tropfenweise Eisenchloridlösung, so färbt sich beim Umschütteln das Chloroform violett.

Naphthalin: Harn ist dunkel gefärbt; nach Zusatz von Ammoniak tritt blaue Fluoreszenz auf. Fügt man zu dem Harn einige Tropfen Chlorkalklösung und Salzsäure, so färbt er sich zitronengelb; die gelbe Farbe geht beim Schütteln mit Äther in diesen über. Fügt man zu 10 ccm Harn 5 Tropfen Eisessig und 3 Tropfen Natirumnitritlösung, so färbt sich der Harn rot; beim Schütteln mit Äther oder mit Chloroform färben sich diese gelb; nimmt man statt der Essigsäure Salzsäure, so tritt nicht Rot-, sondern Gelbfärbung ein.

Gebräuchliche Schnell-Suchmethoden.

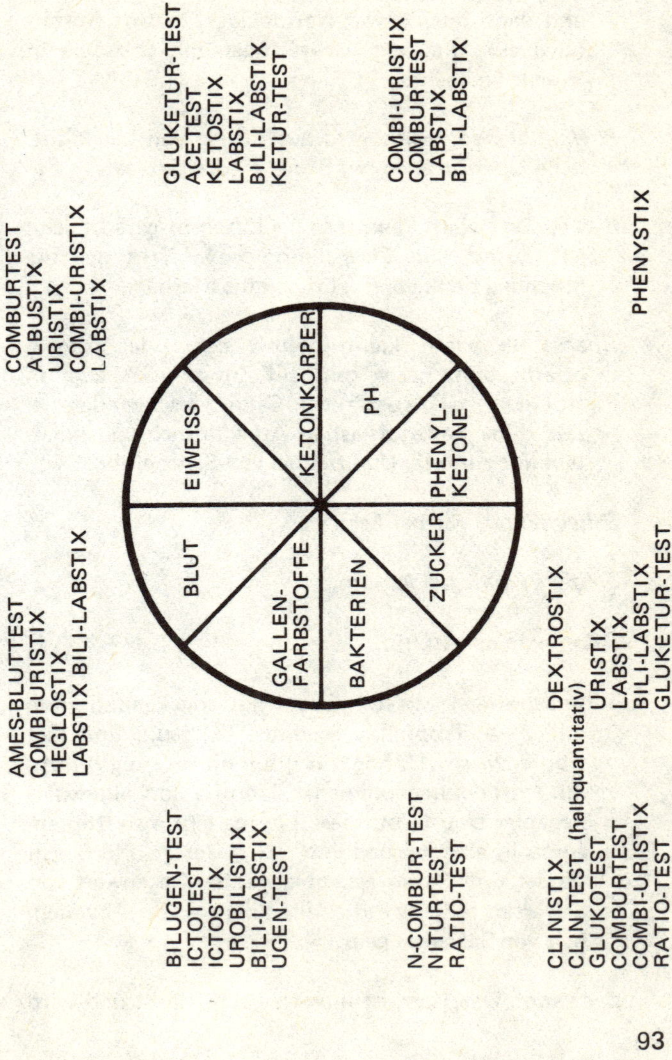

Phenacetin: Fügt man zu 10 ccm Harn 2 Tropfen Salzsäure, 2 Tropfen einer 1%igen Natriumnitritlösung, einige Tropfen einer alkalischen α-Naphthollösung und dann noch etwas Natronlauge, so tritt Rotfärbung auf, die beim Übersättigen mit Salzsäure in Violett übergeht.

Phenolphtalein: Harn wird auf Zusatz von Lauge rot, beim Übersätttigen mit Säure wieder farblos.

Pyramidon: Harn kann rosa bis kirschrot gefärbt sein; auf Zusatz von Eisenchloridlösung färbt sich die Mischung dunkelbraun bis amethystfarben.

Rharbarber: Harn kann intensiv gelb oder rotgelb gefärbt sein; Farbe geht auf Zusatz von Lauge in Rot über, auf Zusatz von Säure verschwindet sie. Der gelbe Farbstoff ist in Äther löslich (Ausschütteln mit Äther!): Unterschied von Santonin!

Salicylsäure: wie bei Aspirin.

Salipyrin: wie bei Aspirin.

Salol: wie bei Aspirin.

Salvarsan: Man versetzt 5 ccm gut abgekühlten Harn mit 3–4 Tropfen verdünnter Salzsäure und fügt tropfenweise 1/2%ige Natriumnitritlösung hinzu, bis ein herausgenommener Tropfen Jodkaliumstärkepapier blau färbt; diese Lösung gibt man tropfenweise in eine Lösung von 0,3 g Resorzin in 5 ccm Wasser und 3 ccm Natronlauge; bei Gegenwart von Salvarsan färbt sich die Mischung rot, bei Abwesenheit von Salvarsan gelb.

Santonin: Der Harn ist intensiv gelb gefärbt und wird

mit Lauge rot, der gelbe Farbstoff geht beim Ausschütteln mit Äther nicht in diesen über: Unterschied von Sennesblättern und Rhabarber.

Sennesblätter: wie bei Rhabarber.

Tannin: Harn färbt sich mit Eisenchlorid grünschwarz bis schwarz.

Terpentinöl: Harn hat Veilchengeruch; auf Zusatz von Salpetersäure trübt er sich.

3. Die mikroskopische Untersuchung des Harns

100. *Wie geht man bei der mikroskopischen Untersuchung des Harns vor?*

A.: Da sich diese Untersuchung nur auf die etwaigen ungelösten, festen Bestandteile des Harns erstrecken kann, ist es das Sediment, von dessen Gewinnung bereits früher die Rede war, mit dem sich die mikroskopische Harnanalyse zu beschäftigen hat.
Das Sediment kann sowohl organisierte, wie nicht organisierte Bestandteile enthalten.

101. *Was hat man zuerst zu tun?*

A.: Man bringt eine w i n z i g e Spur des halbflüssigen Sediments, am besten mit einer Pipette, auf einen Objektträger und legt ein Deckglas darauf, wobei zu beachten ist, daß dieses nicht auf der Flüssigkeit schwimmen darf (also ganz w e n i g Material verwenden!).
Zur Durchmusterung des Untersuchungsgutes verschaffen wir uns zunächst bei kleiner Vergrößerung (Objektiv 3) einen allgemeinen Überblick über das Präparat; zur eingehenden Untersuchung auf einzelne Bestandteile bedienen wir uns dann einer stärkeren Vergrößerung (Objektiv 7).

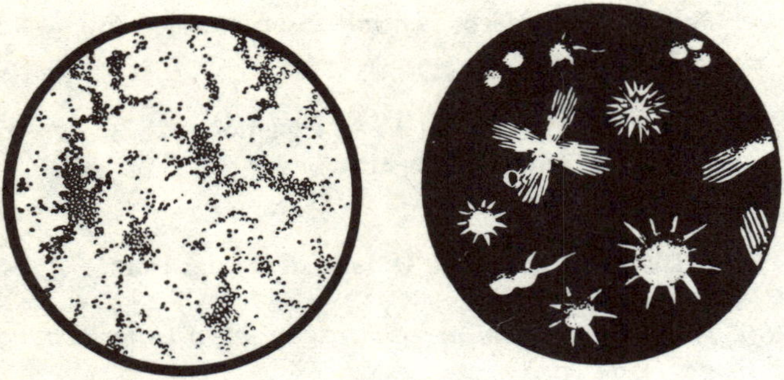

Abb. 29

Mirkoskopisches Bild von
saurem, harnsaurem Natrium (links) und
saurem, harnsaurem Ammonium in „Stechapfelform" (rechts)

102. Worauf wird zunächst untersucht?

A.: Nach nicht organisierten (chemischen) Substanzen. An solchen kommt am häufigsten das beim Stehen des (sauren) Harns sich absetzende rötliche „Ziegelmehlsediment" in Betracht, das aus „amorphen" (ungeformten, nicht kristallisierten) harnsauren Salzen, sogenannten Uraten, besteht. Diese erscheinen im Mikroskop als bräunlich gefärbte oder auch farblose, oft zusammengeballte Körnchen, die oft mit organisierten Körpern verklebt sind und leicht mit Bakterien verwechselt werden können (siehe Abb. 29 links); sie lösen sich jedoch im Gegensatz zu diesen beim Erwär-

men (um in der Kälte wieder zu erscheinen) und auf Zusatz von Essigsäure. (Man bringt einen Tropfen Essigsäure mit einem Glasstab an einen Seitenrand des Deckgläschens und saugt sie von dem gegenüberliegenden Rand des Deckgläschens mit einem Stückchen Filtrierpapier unter das Gläschen.)
Bei infektiösen Vorgängen in der Blase entsteht unter der Einwirkung von Bakterien Ammoniak, das mit der Harnsäure saures, harnsaures Ammonium bildet. Dieses erscheint unter dem Mikroskop in Form kleiner goldgelber, mit zackigen Auswüchsen besetzter Kügelchen (Abb. 29 rechts), die sich auf Zusatz von Salzsäure (wie bei dem Essigsäurezusatz verfahren!) in Kristalle von Harnsäure verwandeln (siehe Abb. 30).

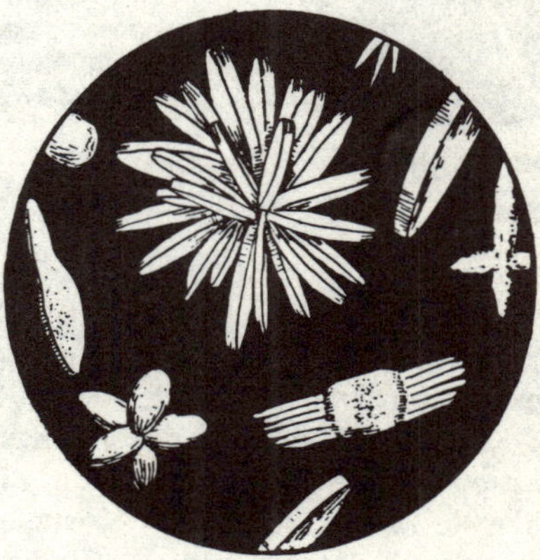

Abb. 30

Kristallformen von Harnsäure unter dem Mikroskop

Die Harnsäure kann im Urin als schwerer, sandiger, mit dem Glas an dessen Boden hin und her bewegbarer, gelbroter Niederschlag erscheinen. Oft findet sich ein solcher Niederschlag in Gemeinschaft mit dem Ziegelmehlsediment. Die Harnsäure wird unter dem Mikroskop in Form mannigfach gestalteter rötlicher Kristalle (Nadelbüschel, Hantel, Wetzsteine u. a.) gesichtet.

103. Welche chemischen Bestandteile des Harns können weiterhin mikroskopisch nachgewiesen werden?

A.: In alkalisch gelassenem Harn treten besonders Kristalle von Tripelphosphat, d.i. Ammoniummagnesiumphosphat (*triplous* heißt griech. dreifach)

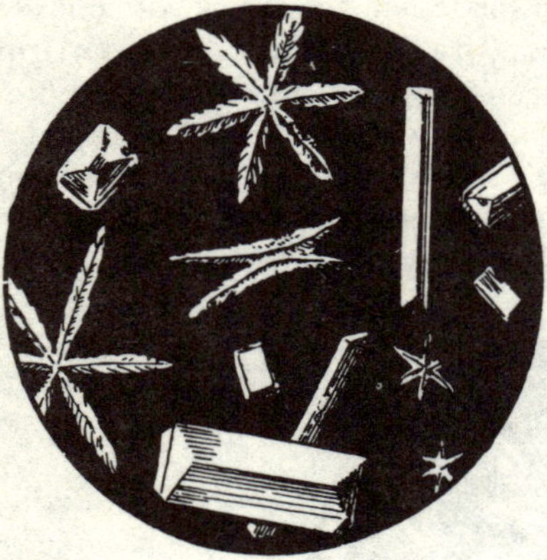

Abb. 31

Kristalle von Ammoniummagnesiumphosphat (Tripelphosphat) unter dem Mikroskop

im mikroskopischen Bild in Erscheinung, die sargdeckelartig geformt sind (siehe Abb. 31), ferner Kalziumoxalat-Kristalle (Abb. 32), die in Salzsäure, nicht aber in Essigsäure löslich sind, sowie Kalziumkarbonat-Kristalle (Abb. 33). Auch Kristalle von phosphorsaurem Kalk können sich finden, die in Essigsäure löslich sind; sie treten meist in bündel- oder rosettenförmigen Gebilden auf (siehe Abb. 34).

104. Kommen diese Verbindungen auch im normalen Harn vor?

A.: Ja; sie können sich sämtlich im normalen Harn finden; bei bestimmten Erkrankungen treten sie gehäuft auf (siehe III. Teil, Harndeutung).

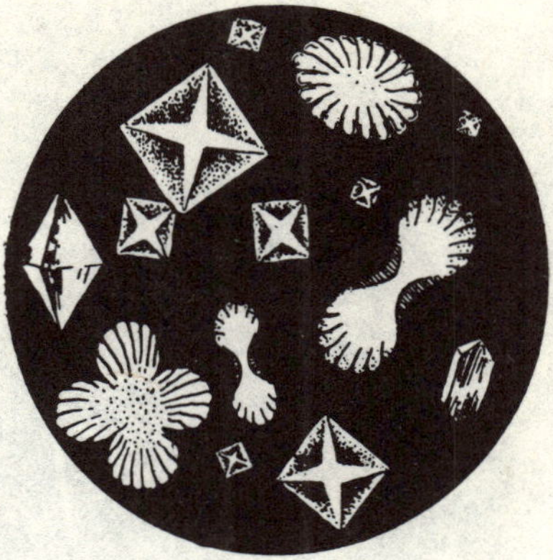

Abb. 32

Kristalle von
Kalziumoxalat
unter dem Mikroskop

Abb. 33

Kalziumkarbonat,
mikroskopisch

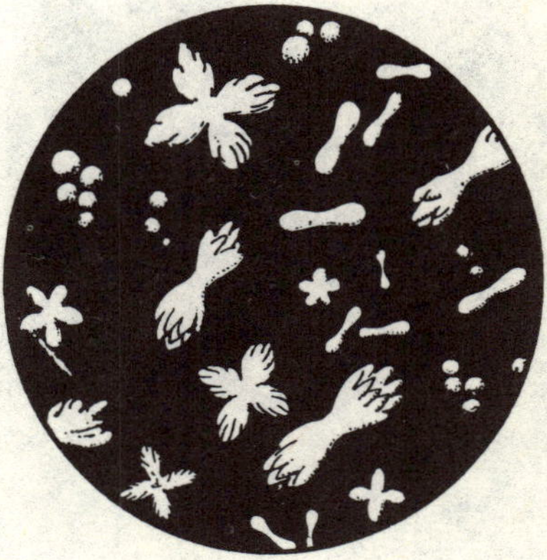

Abb. 34

Phosphorsaures
Kalzium,
mikroskopisch

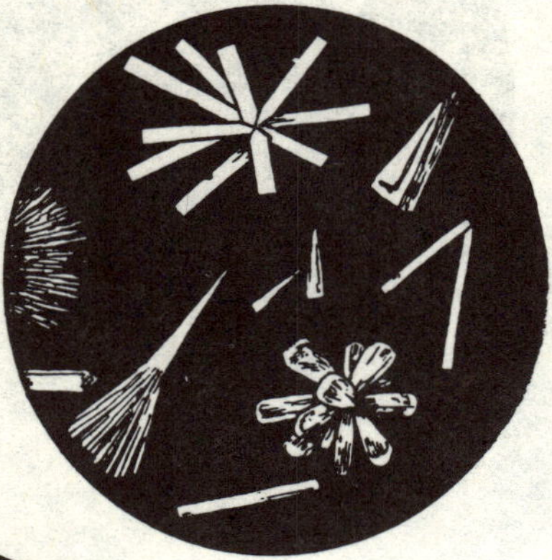

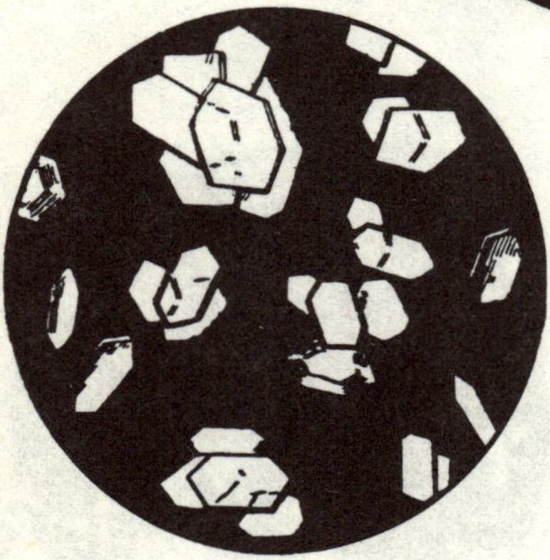

Abb. 35

Kristalle von Zystin
unter dem Mikroskop

105. Welche chemischen Stoffe können noch als krankhafte Harnbestandteile auftreten?

A.: Einige Abbauprodukte des Eiweißes, z. B. die Aminosäuren, Zystin und Leuzin. Ersteres bildet farblose, sechsseitige Kristalle (s. Abb. 35), die sich in Ammoniak lösen, letzteres gelblich gefärbte, knollen- und scheibenartige Gebilde, die in Säuren und Laugen löslich sind (s. Abb. 36). Bei gewissen Stoffwechselkrankheiten kommt noch eine andere Aminosäure, das Tyrosin, in Form feiner, in Büscheln angeordneter Kristallnadeln im Harn vor, die denen der Harnsäure ähneln können, sich aber im Gegensatz zu diesen in verdünnter Salzsäure auflösen (s. Abb. 37).

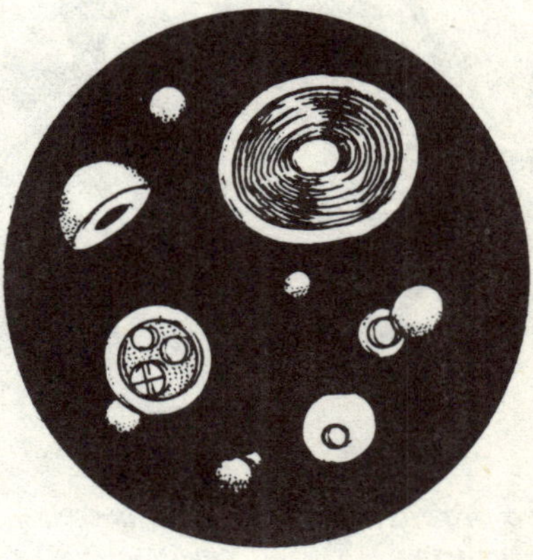

Abb. 36

Leuzin unter dem Mikroskop

Bei gewissen Krankheitszuständen können auch Fetttröpfchen und Kristalle von Fettsäuren im mikroskopischen Bild des Harnsediments gefunden werden (s. Abb. 38), die in Äther löslich sind.

106. Welche organisierten Substanzen können sich im Harnsediment finden?

A.: Hierbei handelt es sich im wesentlichen um Bestandteile der Körpergewebe- und säfte; in erster Linie um

Gewebselemente aus den Harnorganen (Nieren, Nierenbecken, Harnleiter, Harnblase, Harnröhre). Außer solchen körpereigenen Substanzen können auch Bakterien im Harn vorkommen, z. B. E. coli. Salmonellen, Proteus, Klebsiellen u. andere.
Schnellsuchmethode für nitritbildende Keime: Teststreifen z. B. Nitur, N Labstix, Combur 8 u. andere. Bei positivem Hinweis müssen eingehende Untersuchungen im Fachlabor folgen.

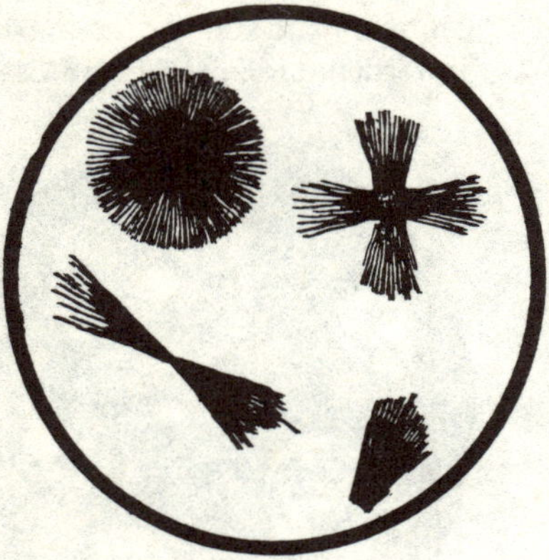

Abb. 37

Bündel von Tyrosin-Nadeln unter dem Mikroskop

107. Sind die anderen organisierten Elemente des Harnsediments leicht zu ermitteln?

A.: Ihre Auffindung bereitet bei einiger Übung keine großen Schwierigkeiten; sie wird noch erleichtert, wenn man das Sediment vorher färbt, nachdem man es zunächst durch Auswaschen mit physiologischer Kochsalzlösung von Bestandteilen, welche die Färbung beeinträchtigen könnten, befreit hat. Zur Färbung bedient man sich einer verdünnten Methylenblaulösung.

108. Wonach sucht man zuerst?

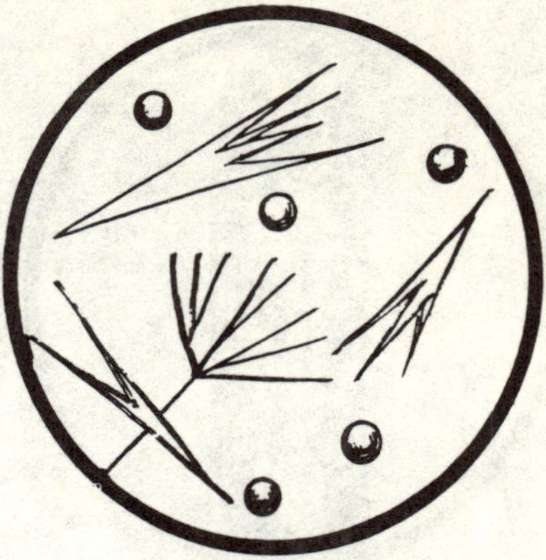

Abb. 38

Fetttröpfchen u. Kristallnadeln von Fettsäuren unter dem Mikroskop

A.: Stets finden sich im Harn sogenannte Epithelzellen, Zellen aus den Auskleidungswandungen der Harnwege, deren aus gekörntem Plasma bestehender Leib sich mit Methylenblaulösung hellblau färbt, während der Kern tiefdunkelblau wird.
Die Epithelzellen haben, je nach dem Ort ihrer Herkunft, verschiedenartiges Aussehen. Am häufigsten sind

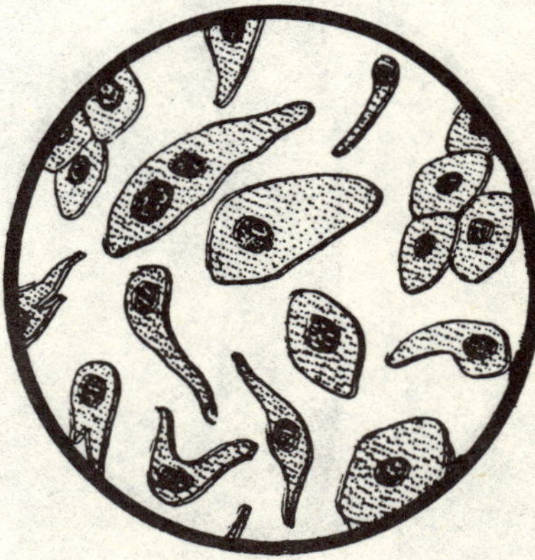

Abb. 39

Plattenepithelien aus Harnblase, Harnröhre

Abb. 40

Epithelzylinder

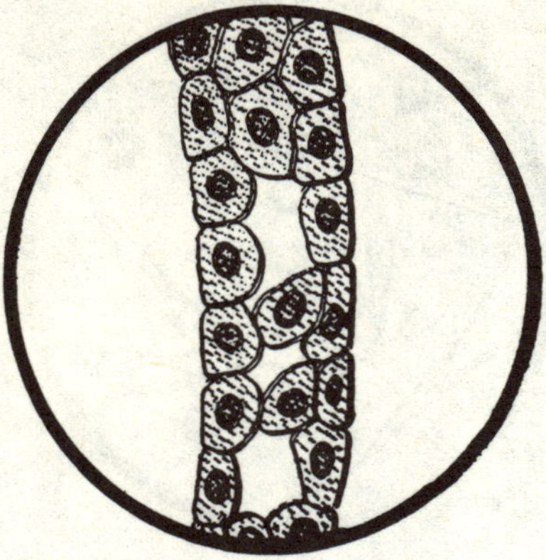

die sogenannten Plattenepithelien, größere, vieleckige, oft zu mehreren zusammenliegende Zellen aus den obersten Schichten von Harnröhre und Harnblase (Abb. 39). Kleinere, rundlichere, häufig mit länglichem Ausläufer versehene, „geschwänzte", „geschweifte" Zellen können sowohl aus der tieferen Schicht der Harnröhren- und Harnblasenschleimhaut, wie auch aus

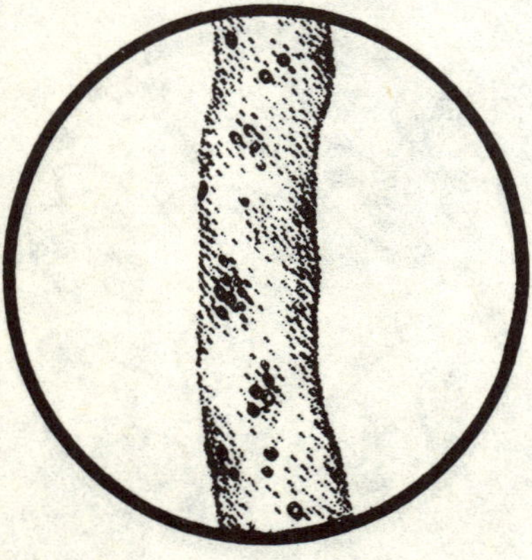

Abb. 41

Granulierter Zylinder

der oberen Schicht von Harnleiter und Nierenbecken stammen. Unter Umständen können Epithelien der Harnkanälchen in den Nieren in Form kleiner, vieleckiger Zellen mit großem, ovalem Kern, manchmal in ganzen Epithelschläuchen zusammengelagert, erscheinen.

109. *Finden sich diese Harnbestandteile nur unter krankhaften oder auch unter normalen Bedingungen?*
A.: Sie kommen im normalen Harn vor; lediglich ihr gehäuftes Auftreten läßt auf gewisse Erkrankungen der Harnorgane schließen (s. III. Teil, Harndeutung).

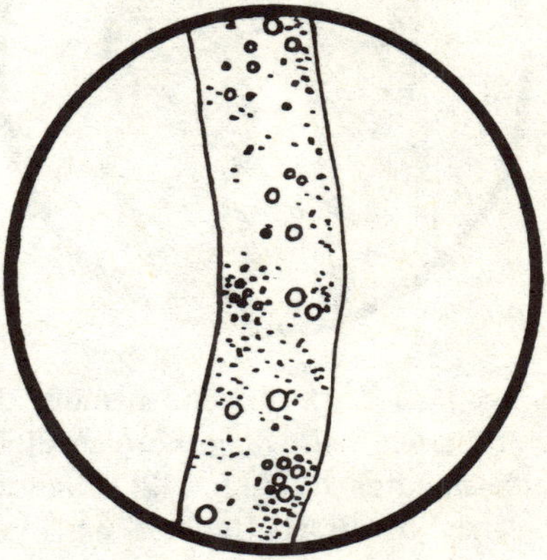

Abb. 42

Hyaliner Zylinder

110. *Welche organisierten Harnbestandteile sind besonders typisch für Erkrankungen der Harnorgane?*
A.: Die sogenannten Zylinder, in der Hauptsache Ausgüsse der Harnkanälchen, die von abgestoßenen Zellen bei Nierenschädigungen gebildet werden und je nach dem Stadium der Erkrankung verschiedenartiges Aussehen aufweisen.
Bei akuten Nierenentzündungen pflegen die Zylinder noch eine deutliche Zellstruktur aufzuweisen; man spricht dann von Epithelzylindern (Abb. 40).

Schreitet der Krankheitsprozeß fort, so degenerieren die Zellen mehr und mehr; die Zylinder weisen zunächst nur noch eine körnige Zeichnung auf: Granulierte Zylinder (v. lat. *granula*, Körnchen; s. Abb. 41). Bei weiterem Fortschreiten des Entartungsprozesses werden hyaline Zylinder beobachtet (vom griech. *hyalos*, Glas), glasartig durchscheinende Gebilde,

Abb. 43

Wachszylinder

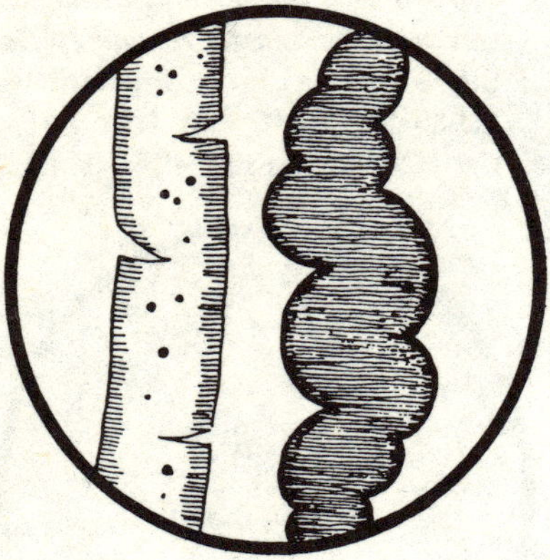

zu deren Auffindung man stark abblenden muß; die hyalinen Zylinder enthalten meist noch körnige Einlagerungen von Zellbestandteilen (Abb. 42), die den durch gelbliche, glänzende Beschaffenheit und Einschnürungen gekennzeichneten Wachszylindern (Abb. 43) fehlen.

Weiterhin können Zylinder aufgefunden werden, die von Blutungen in den Nieren herrühren und aus roten Blutkörperchen bestehen (s. Abb. 44); und schließlich werden auch aus Fettpartikelchen zusammengesetzte Zylinder gefunden (s. Abb. 45).

111. Treten Blutkörperchen nur in Form von Zylindern im Harnsediment auf?

A.: Nein; ihr Erscheinen in dieser Form ist auf Blutungen

in der Niere zurückzuführen. Bei Blutungen im Bereich der ableitenden Harnorgane, z. B. der Blase, können die roten Blutkörperchen naturgemäß nicht in Form von Ausgüssen der Nierenkanälchen auftreten; sondern wir finden sie dann einzeln als kleine, blasse, graurote, kernlose Scheibchen, auch verklebt in „Geldrollenform" oder eingeschrumpft zu stechapfelförmigen, den Kristallen von harnsaurem Ammonium ähnelnden Gebilden (s. Abb. 46).

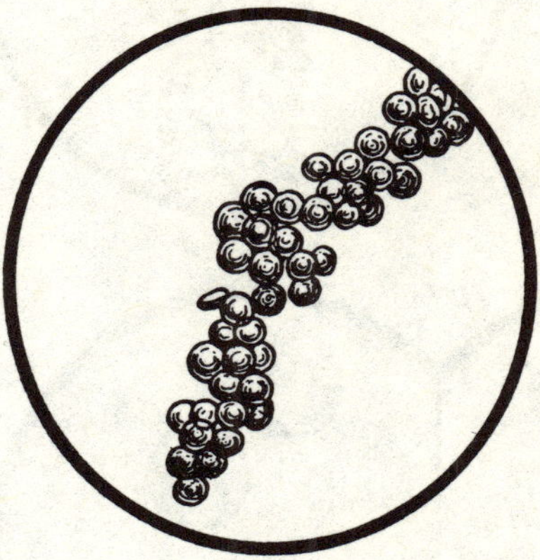

Abb. 44

Erythrozyten-Zylinder

Auch weiße Blutkörperchen (Eiterzellen) sind mikroskopisch im Sediment zu erfassen (s. Abb. 46). Bei Frauenharnen mit Regelmäßigkeit als Bestandteile des Scheidensekrets; finden sie sich hier jedoch zu mehr als 3–4 Stück, bei Männerharnen zu mehr als 1 Stück im mikroskopischen Bild, so deutet das auf entzündlich-eitrige Vorgänge in den Harnwegen hin; der Harn ist dann auch eiweißhaltig. Die weißen Blutkörperchen treten als größere rundliche Gebilde mit gelapptem oder mehrfach geteiltem Kern auf, deren Leib sich mit Methylenblau hellblau färbt, während die Kerne dunkelblaue Färbung annehmen.

Abb. 45

Fettzylinder

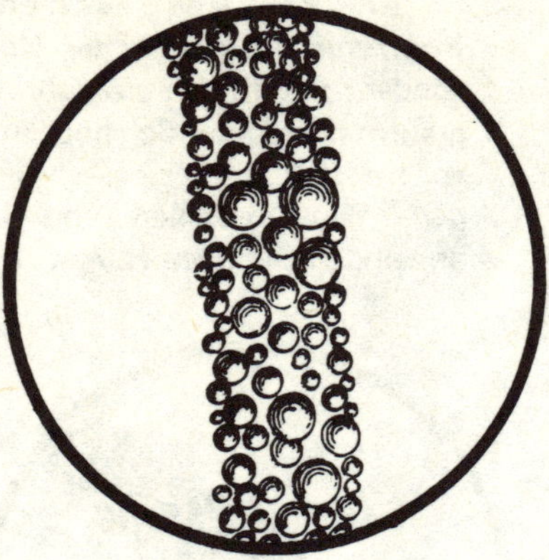

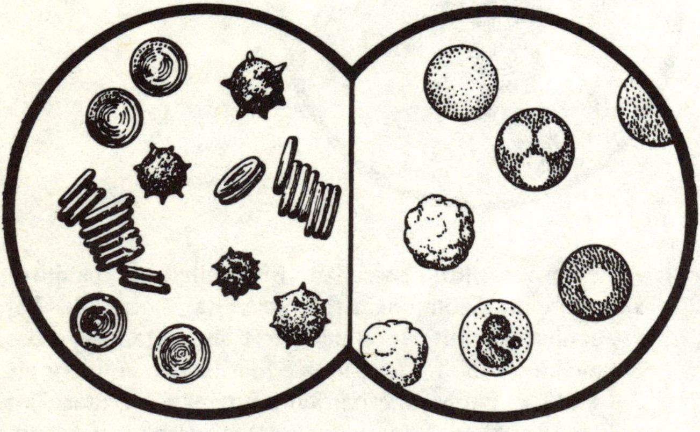

Abb. 46

a) Rote Blutkörperchen, z. T. in Stechapfelform und zu geldrollenförmigen Gebilden verklebt
b) Weiße Blutkörperchen

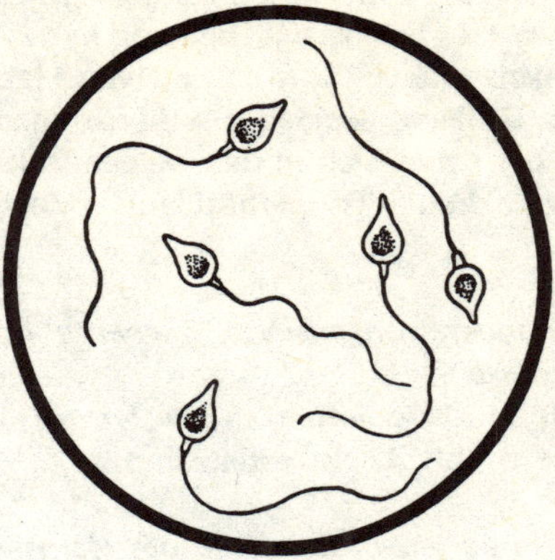

Abb. 47

Samenzellen
unter dem Mikroskop

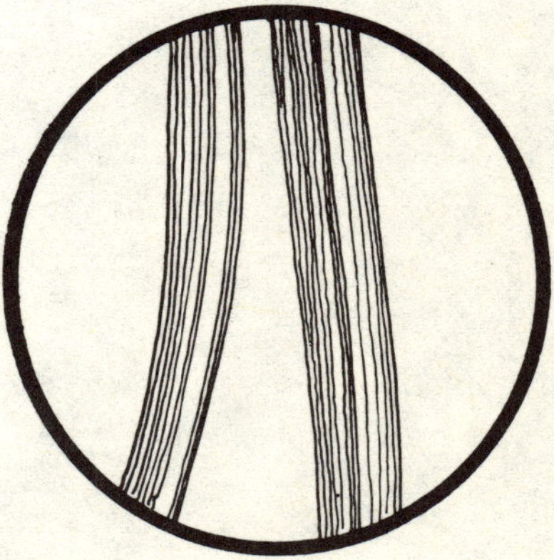

Abb. 48

Teile von Haaren,
wie sie bei der Untersuchung
des Harnsediments im
mikroskopischen Bild
erscheinen können

Ansammlungen von weißen Blutzellen kommen vor bei Tripper, auch wenn er bereits länger zurückliegt. Es handelt sich da um graue, fadenartige, hin- und herwogende Gebilde, sogenannte Filamente (vom lat. *filum*, Faden) aus Schleim, weißen Blutkörperchen und Epithelzellen, bei denen sich in den weißen Blutzellen von Gomokokken (Tripperbazillen) finden können.

112. Lassen sich noch andere organisierte Elemente im Harnsediment nachweisen?

A.: Häufig finden sich im Männerharn noch Samenzellen vor, wie sie in Abb. 47 dargestellt sind.

113. Sind damit die organisierten Bestandteile des Harnsediments alle gefunden?

A.: Ja! Die wichtigsten und häufigsten sind aufgeführt; und es bleibt nur noch darauf hinzuweisen, daß das Harnsediment auch mancherlei zufällige Verunreinigungen enthalten kann, die im mikroskopischen Bild in Erscheinung treten können wie Haare (s. Abb. 48) und dgl.

III. Teil

Harndeutung

1. *Womit hat sich die Harndeutung zu beschäftigen?*

A.: Mit der diagnostischen Verwertung der Befunde der Harnanalyse, das heißt, mit den Schlußfolgerungen, die die Ergebnisse der Harnuntersuchung auf das Vorhandensein krankhafter Zustände zulassen.
Wichtig ist zunächst die Messung der täglichen Harnmenge und ihre von der Norm abweichenden Schwankungen.

2. *Unter welchen Umständen kann die tägliche Harnmenge v e r m e h r t sein?*

A.: Von physiologischen Überschreitungen der Norm war früher schon die Rede; wir haben es hier nur noch mit einer krankhaft bedingten Vermehrung der täglichen Harnmenge zu tun.
Eine solche kommt in besonderem Maße in erster Linie in Betracht:
bei der Zuckerharnruhr, *diabetes mellitus* (*mellitus* = honigsüß), bis zu 12 Liter am Tage, bei der einfachen Harnruhr, *Diabetes insipidus* (*insipidus* = geschmacklos, weil der Harn hier nicht zuckerhaltig ist), bis zu 20 Liter täglich, und bei der Schrumpfniere bis zu 8 Liter täglich.

3. *Dann kann man bei stark vermehrter Harnmenge immer gleich an eine dieser Störungen denken?*

A.: Nein; es kommen auch noch andere Anlässe für eine Vermehrung der täglichen Harnmenge in Betracht,

z. B. die Resorption (Aufsaugung) krankhafter Flüssigkeitsansammlungen im Körper, also von sogenannten Exsudaten, Transsudaten, Ödemen, hydropischen Ergüssen. Die tägliche Harnmenge kann vermehrt sein bei Anomalien in der Blutzusammensetzung, so bei Anämie (Blutarmut) und Hydrämie (Blutverwässerung), ferner bei Rückenmarkserkrankungen, bei den Nervenkrankheiten Neurasthenie, Hysterie, Epilepsie, in der Rekonvaleszenz, nach Infektionskrankheiten sowie beim Übergang einer akuten Nephritis (NIerenentzündung) in die chronische Form oder Heilung.
Selbstverständlich tritt erhöhte Harnausscheidung auf, wenn entsprechend wirkende Mittel, sogenannte Diuretika, genommen werden.
Hierher gehören zahlreiche arzneiische Tees (Wacholder, Hauhechel, Liebstöckel, Ginster, Birkenblätter usw.) und an anderen Medikamenten Theobromin, Diuretin, Theophyllin, Kalomel, essigsaures Kalium, Digitalispräparate u. a. m.; auch der Genuß von Kaffee und schwarzem Tee führt durch Koffeinwirkung „Diurese" (vermehrte Harnabsonderung) herbei und kann also zu Irreführungen Anlaß geben. Wichtig ist hier, daß tatsächlich die gesamte Tagesmenge (=24-Stundenmenge) an Urin erhöht ist und nicht etwa nur zu gewissen Zeiten mehr oder nur öfter als normal Harn gelassen wird.
Während man im ersteren Falle von einer „Polyurie" (Vielharnen) spricht, handelt es sich im letzteren lediglich um eine „Pollakisurie" (von griech. *pollakis*, oft). Wenn aber, wie z. B. bei Herz- und Kreislaufkrankheiten, besonders nachts viel uriniert werden muß, spricht man von „Nykturie" (vom griech. *nyx*, Nacht). Erscheinungen von Pollakisurie (häufiges Harnlassen) finden sich u. a. bei Reizzuständen im Bereich der Harnorgane, bei Nierenbecken- und Harnblasenentzündung, bei Prostataerkrankungen u. a. m. Auch bei der bereits erwähnten Epilepsie handelt es sich meist nur um eine

vermehrte Harnausscheidung nach dem Anfall, eine sogenannte „Harnflut", wie sie auch nach Asthma- und Migräneanfällen beobachtet wird.

4. *Bei welchen Krankheiten tritt eine Harnverminderung ein?*

A.: Bei allen fieberhaften Erkrankungen, bei Magen- und Darmkatarrhen, insbesondere Diarrhöen und Erbrechen, bei manchen Kreislaufstörungen (Hypotonie = erniedrigter Blutdruck) und Herzfehlern, bei der Bildung von Ergüssen, Ausschwitzungen, Wasseransammlungen im Körper infolge krankhafter Vorgänge, bei akuter Nierenentzündung, bei Blutverlusten, Nachtschweißen, bei Koliken und Krämpfen, bei Urämie (Harnvergiftung), bei mechanischer Behinderung des Harnabflusses in den Harnwegen (Harnsteine) kann die Harnmenge mehr oder weniger vermindert sein.

5. *Kommt auch ein völliges Fehen der Harnabsonderung vor?*

A.: Ja, bei gänzlichem Verschluß der ableitenden Harnwege (Harnsteine!), bei Cholera, bei Scharlachnephritis, bei Vergiftungen, z. B. durch Sublimat, Arsen, Blei.

6. *Welche Veränderungen der Harnfarbe können in Krankheitsfällen auftreten?*

A.: Der Harn kann

1. blaß oder wasserhell,
2. weiß oder milchig,
3. hellgelb, dunkelgelb, grüngelb,
4. grün,
5. blau, bleifarbig,
6. rot,
7. blutig,
8. braun,
9. schwarz gefärbt sein.

Zwischen diesen Hauptfarben gibt es zahlreiche Übergangsstufen.

7. *Bei welchen Krankheiten kommt ein blasser oder wasserheller Harn vor?*

A.: Ein solcher wird u. a. beobachtet bei:
Blutarmut und Bleichsucht,
Nervenkrankheiten,
chronischer Nierenentzündung,
Nierensteinen, Schrumpfnieren,
einfacher Harnruhr,
Zuckerharnruhr,
vermehrtem Phosphorsäuregehalt des Harnes,
Mißbrauch harntreibender Mittel.

8. *Welche Bedeutung kommt dem b l a s s e n H a r n in diagnostischer und prognostischer Hinsicht, also in bezug auf Krankheitserkennung und Vorhersage, zu?*

A.: Ein blasser, wasserheller und dünner Harn kann insbesondere anzeigen: einen Überfluß an wäßrigen Teilen, Unterdrückung anderer wäßriger Ausscheidungen, vor allem der Hautausdünstung, Aufsaugung von im Körper befindlichen Flüssigkeitsansammlungen, unvollkommene Tätigkeit der Nieren. Je reichlicher der Harn, desto blasser ist er im allgemeinen auch.
Blaß, dünn, reichlich ist der Harn außer bei Blutarmut und Bleichsucht sehr oft nach heftigen Gemütsbewegungen, wie Schreck, Zorn und Furcht.
Reichlicher, blasser, selbst vollkommen wasserheller Harn ist oft Begleiterscheinung von Krampfleiden, Anfällen von Hysterie, Hypochondrie, Fallsucht, Migräne, Koliken und ähnlichem. Ein solcher blasser Harn in Verbindung mit Nierenschmerzen ist auch manchmal ein Zeichen von Nierensteinen oder von Erkältung oder von Mißbrauch harntreibender Mittel.
Einen blassen, wasserhellen Harn beobachtet man bei

Entzündungen der Leber und Milz, auch beim höchsten Grad der Nierenentzündung, wo der Harn unter großer Beschwerde und unter heftigem Brennen entleert wird, besonders aber bei Schrumpfniere, wo große Mengen (auch während der Nacht) eines hellfarbigen Urins gelassen werden.

Ein auffallend spezifisch schwerer, blasser Harn läßt meistens auf Zuckerkrankheit schließen, wenn er in reichlichen Mengen entleert wird. Demgegenüber wird bei der einfachen Harnruhr (*Diabetes insipidus*) in großen Mengen ein spezifisch leichter Harn entleert.

Anhaltend blasser, dünner Harn bei chronischen Krankheiten ist ein Zeichen von Schwäche, Schlaffheit, Krämpfen, Stockungen und Stauungen in den Eingeweiden, namentlich aber in der Leber und der Milz. Ein solcher Harn läßt meist auf ein langwieriges und schwer zu beeinflussendes Leiden schließen.

Reichlicher blasser Harn mit plötzlichem Harndrang bei Scharlachkranken läßt ein Zurücktreten des Ausschlages und Nierenaffektion befürchten.

9. Bei welchen Krankheiten beobachtet man einen weißen und milchigen Harn?

A.: Weißer, milchiger, „molkiger" Harn kommt vor bei der sogenannten „Chylurie" und „Lipurie". Im ersteren Falle handelt es sich um eine Verunreinigung des Harns mit Fettröpfchen, die infolge abnormer Verbinddungswege aus dem der Nahrung entstammenden „Chylus" (Milchsaft = Fettemulsion) der Lymphgefäße des Darms in die Harnwege gelangt sind, woran in der Regel ein Parasit, ein Fadenwurm (*Filaria sanguinis hominis*), schuld ist.

Auch bei der „Lipurie" sind es Fetttröpfchen (*lipos* heißt griech. Fett), die dem Harn die milchige Trübung verleihen; diese Erscheinung tritt auch nach Knochenbrüchen und beim Zerfall fettig entarteter Organe und Geschwülste auf. Ferner kann durch Beimengung von Eiter bei eitrigen Erkrankungen der Harnorgane der Urin milchige Färbung annehmen.

Einen bei dem Erkalten weiß werdenden, dicken, viel Eiweiß enthaltenden Harn beobachtet man bei schleichendem Fieber, sowie bei fieberhaften Magen- und Darmerkrankungen.

Milchiger Harn bei Frauen kann auf weißen Fluß (*fluor*) hindeuten, besonders wenn der Harn mit Absetzung eines schleimigen Sediments seine natürliche Färbung behält. Die Ursachen dafür können infektiöser Art sein (Gonnorrhoe, Trichominaden, Pilze). Blutiger Fluor erfordert eine Vorsorgeuntersuchung auf Krebs.

10. Welche diagnostische und prognostische Bedeutung kommt dem gelben Harn zu?

A.: Der gelbe Harn ist im allgemeinen die Norm, ein Zeichen guter Gesundheit. Jedoch gibt es bei der gelben Harnfarbe verschiedene Abstufungen, angefangen von der bläulich-gelben, frischen Strohfarbe bis zur gelbroten Safranfarbe. Die mehr oder weniger stark gelbe Färbung hängt von dem Gehalt des Harns an Gallenfarbstoff ab. Normal ist nur die bernsteingelbe bzw. zitronengelbe Farbe. Eine auffallend dunkel- bis goldgelbe Farbe beobachtet man nach dem Genuß von Rhabarber, Sennesblätter-, Faulbaumrindentee, Phenolphthalein, Safran, nach reichlicher Fleischnahrung oder fettigen Speisen, sowie als Folge einer geringen Beimischung von Blut oder, wie gesagt, eines Gehaltes an Gallenfarbstoff.

Ein dunkelgelber, ins Grünliche oder Rotbraune schlagender Harn, der Papier oder Leinwand (Wäsche) gelb färbt, deutet auf Störungen der Gallenausscheidung hin, man findet ihn bei akuten und chronischen Leberleiden und während der Gelbsucht.

Ein dicker, trüber, dunkelgelber Harn verrät meistens

Verdauungsstörungen und fieberhafte Vorgänge im Magen-Darmkanal. –
Dunkelgelb und tiefer gefärbten Harn beobachtet man bei starker Harnsäureausscheidung, fieberhaften Krankheiten, verminderter Nierenabsonderung, nach starken Anstrengungen und reichlichen Mahlzeiten.
Safrangelber Harn kommt bei Leberentzündung, Eingeweideentzündungen, Dreitagefieber, Schwindsucht und brandiger Bräune vor.
Ein sehr reichlicher, goldgelber Harn, der ungefähr drei Stunden nach der Entleerung heller und weißer wird, deutet auf die Harnruhr hin.
Orangengelber Harn findet sich vielfach während der Verschlimmerung rheumatischer und hektischer Fieber.

11. *Bei welchen Krankheiten beobachtet man einen grüngefärbten Harn?*

A.: Das Auftreten eines ausgesprochen grünen Harns ist selten und meist prognostisch ungünstig zu deuten.
Außer bei Leber-, Gallen- sowie Milzerkrankungen wird ein grünlich gefärbter Harn zuweilen entleert bei bösartigen Fiebern.

12. *Bei welchen Krankheiten kann ein blauer Harn auftreten?*

A.: Ein blaugefärbter Harn kann auftreten bei Podagraanfällen, Steinleiden, fieberhaften rheumatischen Erkrankungen und nach starken Quetschungen, weiterhin bei starker Darmfäulnis, Hysterie, alkalischem Harn.

13. *Welche Bedeutung hat ein bleifarbener Harn in Krankheitsfällen?*

A.: Ein bleifarbener Harn ist immer ein Zeichen von Zersetzungs- und Entartungsvorgängen und Abnahme der natürlichen Widerstandskraft des Körpers. Er findet sich gelegentlich bei Wassersucht, Gehirnentzündung,

Lungentuberkulose und ist dann, wie gesagt, von schlechter Vorbedeutung.

14. *Was hat ein rotgefärbter Harn in Krankheitsfällen für eine Bedeutung?*

A.: Blutroter, klarer Harn kann u. U. lediglich auf das Einnehmen gewisser Medikamente wie Antifebrin, Antipyrin, Sulfonal, Trional zurückzuführen sein. Ist der Harn fleischfarbig bis rot, oft grünlich schillernd, so hat man an einen Gehalt von Blut zu denken.

Rotgefärbter Harn findet sich besonders bei fieberhaften Krankheiten, Gicht, Skorbut sowie gelegentlich bei manchen Hautkrankheiten, bei Krupp, Tuberkulose, Hysterie.

Pfirsichfarben kann der Harn sein bei Anwesenheit von Fett und Blut bei gewissen Tropenkrankheiten.

Eine rosenrote Färbung kommt beim Eintagefieber vor.

Ein sehr roter Harn bei Fieberkranken ist niemals ein günstiges Zeichen.

Ein roter, dicker, faulig trüber Harn weist auf ein chronisches eitriges Steinleiden mit starkem Überschuß von Harnsäure hin.

15. *Wann spricht man von einem blutigen Harn?*

A.: Von einem blutigen Harn spricht man dann, wenn wirkliches Blut mit dem Harn entleert wird, der dadurch eine rote oder braune Farbe bekommt. Ein solcher Harn färbt die Leinwand rot und weist meistens einen dunklen, sich durch Erwärmung nicht wieder auflösenden Bodensatz auf.

Blutfarbstoff (Hämoglobin) tritt im Harn sowohl als solcher gelöst auf: man spricht dann von Hämoglobinurie, oder er kommt als Bestandteil roter Blutkörperchen vor: Hämaturie (*haima* heißt griech. Blut).

Erstere kommt vor bei starkem Zerfall roter Blutkörperchen z. B. infolge schwerer Infektionskrankheiten, Vergiftungen, Verbrennungen; auch bei Typhus.

Hämaturie findet sich bei Blutungen aus den Harn- und Geschlechtswegen, Stein- und Geschwürbildungen in Blase und Nierenbecken, Tuberkulose der Harnorgane, hämorrhagischer (mit Blutungen einhergehender) Nierenentzündung.

Wichtig für die Beurteilung des Blutbefundes ist:

Bei Nierenblutungen:

Neben reichlichem Eiweißgehalt Epithelzellen, Blut nicht sehr reichlich, aber gleichmäßig verteilt.

Bei Nierenbeckenblutungen:

Neben viel Eiweiß, Eiter, Harnsäure, oxalatsaurem Kalk Blut, wobei der Urin meist schmerzhaft entleert wird.

Bei Blasenblutungen:

Wenig Eiweiß, Blut unregelmäßig verteilt; keine Epithelzylinder. Während bei der Hämoglobinurie der eiweißhaltige Harn klar und durchsichtig rötlich gefärbt ist, ist er bei der Hämaturie trübe.

Blutiger Harn tritt zwar hauptsächlich bei Erkrankungen der Harnorgane auf, kann aber auch bei anderen Krankheiten, z. B. bei Skorbut, Masern, Pocken sowie bei der Blutflecken-Krankheit vorkommen.

Treten Blutharne nach erlittenen Gewalttätigkeiten oder Unfällen auf, können sie von Gefäßzerreißungen und starken Erschütterungen herrühren.

16. Unter welchen Umständen und bei welchen Krankheiten kann der Harn braun gefärbt sein?

A.: Brauner Harn kann die Folge des Genusses von Rhabarber, Perubalsam, von Vergiftungen mit Karbolsäure, Lysol, Phosphor und anderen Giften oder auch von Beimischungen von Blut oder Gallenfarbstoff sein.

Auch bei Fettüberladungen in der Kost kann ein brauner Harn auftreten.

Einen dunklen, ins Braune schlagenden Harn entleeren meist Personen, welche an Gelbsucht, Gallenstauung, Ablagerungen in den Gelenken, Nebenierenentzündung, Hämorrhoiden leiden, zuweilen auch menstruierende Frauen.

Bei Nierenentzündung, Nierensteinen, Nierenkrebs kommt in Verbindung mit Nierenschmerzen ein meist stinkender, bier- oder kaffeebrauner, dicker Harn vor; bei Venenentzündung erscheint der Harn dunkelbraunrot.

Der stinkende braune Harn ist oft ein Zeichen bedeutender Störungen, besonders kommt er vor bei Eiterungen in der Bauchhöhle.

17. *Worauf läßt ein schwarzer Harn schließen?*

A.: Schwarzfärbung des Harns kann infolge des Gehaltes an Melanin, Hämatin, Methämoglobin auftreten bei kleinen Blutergüssen, Blutzersetzung und bösartigen sogenannten melanotischen Geschwülsten.

18. *Welche G e r u c h sveränderungen des Harns können in Krankheitsfällen vorkommen?*

A.: Bei ammoniakalischer Gärung strömt der Harn einen s t e c h e n d e n   G e r u c h nach Salmiakgeist (Ammoniak) aus. Diese Harnstoffzersetzung, bei der das Ammoniak entsteht, kann bei Katarrhen der Blase schon in dieser unter bakteriellem Einfluß vor sich gehen; im übrigen tritt sie bei längerem Stehen des Harns ein; hier wie dort tritt häufig auch ein mehr f a u l i g e r   G e r u c h nach Schwefelwasserstoff auf. Ein solcher, allerdings mehr k o t a r t i g e r   G e s t a n k zeigt sich bei Verunreinigungen des Harns mit Bestandteilen des Kotes, wie sie u. a. bei Blasen-Darmfisteln vorkommen können. O b s t a r t i g riecht der Harn infolge Gegenwart von Azeton, besonders bei Zuckerharnruhr (*Diabetes mellitus*), aber auch bei Magen-Darmkatarrhen.

Manchmal hat der Harn einen unangenehm faden, süßlichen Geruch. Das kommt vor bei Zuckerkrankheit, bei manchen Verdauungskrankheiten, bei Blutarmut, Nervenschwäche und bei Nierenkrankheiten.
Ein streng stechender Geruch des Harns kann auf Darmkatarrh sowie auf fieberhafte und rheumatische Erkrankungen hindeuten; er kann aber auch durch in Zersetzung befindlichen Eiter oder durch sich zersetzendes Blut im Harn bedingt sein.
Durch verschiedene Nahrungsmittel sowie Medikamente gibt es Geruchsveränderungen, die nicht krankhaft sind, z. B. typischer Geruch nach Spargelgenuß.

19. Wie kann die Durchsichtigkeit des Harns in Krankheitsfällen verändert sein?

A.: Der Harn kann getrübt sein oder einen mehr oder weniger reichlichen Niederschlag (Sediment) aufweisen.

20. Welche Bedeutung hat der trübe Harn?

A.: Unter trübem Harn ist ein Harn zu verstehen, der schon bei oder unmittelbar nach der Entleerung eine Trübung zeigt. Wenn der anfangs klare Harn nach längerem Stehen trübe wird, so ist das ein ganz natürlicher Vorgang, der keine krankhafte Bedeutung hat. Der trüb entleerte Harn jedoch ist immer als Zeichen einer krankhaften Störung anzusehen. Die verschiedenen Ursachen einer Trübung und Niederschlagsbildung im Harn haben wir bereits kennengelernt, ebenso die Methoden der chemischen und mikroskopischen Untersuchung des Sediments. Jetzt kommt es darauf an, die hierbei ermittelten Befunde in Beziehung zu krankhaften Vorgängen im Organismus zu bringen, wobei wir uns wieder an den Gang der Untersuchung des Sediments halten wollen, wie er im II. Teil unter

2) Die chemische Untersuchung des Harns und
3) Die mikroskopische Untersuchung des Harns

eingehalten ist.

21. *Worauf deutet der Befund von harnsauren Salzen, Uraten?*

A.: Das sogenannte „Ziegelmehlsediment“, der im sauren Urin beim Erkalten häufig sich abscheidende, durch den Harnfarbstoff Urobilin rötlich gefärbte Niederschlag, kann durchaus normal sein. Besonders stark tritt er auf bei fieberhaften Erkrankungen und körperlicher Überanstrengung (erhöhter Zerfall von Harneiweiß).

22. *Was ist aus einer Trübung des Harns durch phosphorsaure Salze, Phosphate zu schließen?*

A.: Eine vermehrte Ausscheidung ‚als „Phosphaturie“ bezeichnet, findet sich als Folge von Stoffwechselstörungen, die oft nervöser Art sind. Bei dauernder starker Ausscheidung von Phosphaten besteht die Gefahr der Bildung von Blasensteinen.

23. *Wie steht es mit einem etwaigen Karbonatgehalt des Niederschlags?*

A.: Dieser pflegt durch die Ernährung bedingt, nicht aber von klinisch-pathologischer Bedeutung zu sein.

24. *Und im Sediment auftretende oxalsaure Salze?*

A.: Auch ihr gehäuftes Auftreten im Harn kann auf die Ernährung zurückzuführen sein (Rhabarber, Äpfel, Weintrauben, Spinat u. a.). Es kann aber auch auf krankhafte Vorgänge hindeuten, so auf Wurmkrankheiten, auf katarrhalische Gelbsucht, auf Grieß- und Steinbildung im Nierenbecken, ja sogar auf Tuberkulose und Krebs.

25. *Welche Schlüsse lassen sich aus einem Sediment ziehen, das sehr reich an freier Harnsäure ist?*

A.: Das kommt im konzentrierten, sauren Harn Fieberkranker ebenso vor wie das Ziegelmehlsediment. Auch bei Lungenentzündung, bei Blut- und Leberleiden findet sich manchmal freie Harnsäure im Urin. Bei der Gicht, die mit einer Störung des Nuklein-Harnsäure-Stoffwechsels zusammenhängt, tritt nur während und nach einem akuten Anfall Harnsäure vermehrt im Urin auf („Harnsäureflut") im übrigen ist die Harnsäureausscheidung hier vermindert. Dagegen findet sich vermehrter Harnsäuregehalt des Urins noch bei einer als „Harnsäure-Diathese" benannten Stoffwechselkrankheit, bei der es auch leicht zur Bildung von Harnsäurekonkrementen in den Harnwegen kommt. Die Harnsäure-Diathese tritt vielfach bei Nervösen auf.

Vom harnsauren Ammonium wurde schon im II. Teil gesagt, daß es bei infektiösen Vorgängen in der Blase entsteht.

26. *Welche Bedeutung hat das Vorkommen von Zystin im Harn?*

A.: Das ist die Folge einer Störung des Eiweiß-Stoffwechsels und wird im Zusammenhang mit Leberkrankheiten beobachtet; reichliches Auftreten von Zystin im Harn kann Anlaß zur Bildung von Nieren-Blasensteinen geben.

27. *Worauf läßt ein Gehalt des Harns an Leuzin und Tyrosin schließen?*

A.: Diese Eiweißabbauprodukte treten gleichfalls bei Leberkrankheiten (Leberatrophie) sowie bei Leberschädigungen durch chemische (Phosphor) und bakterielle Gifte (z. B. bei Typhus) im Urin auf.

28. *Was läßt sich aus dem Vorkommen von Epithelzellen im Harn schließen?*

A.: Handelt es sich um ein abnorm gehäuftes Auftreten von Plattenepithelien (Abb. 39), so kann auf einen leichteren Katarrh im Bereich der Harnblase oder auch der Harnröhre geschlossen werden, da diese Zellen ja, wie wir gehört haben, der oberflächlichen Schleimhautschicht dieser Organe entstammen. Treten dagegen die kleineren geschwänzten Epithelzellen in großer Zahl auf, so handelt es sich entweder um eine bereits weiter fortgeschrittene Harnblasen- bzw. Harnröhrenentzündung (da diese Zellen in den tieferen Schichten des Schleimhautgewebes dieser Organe vorkommen), oder aber wir müssen einen katarrhalisch-entzündlichen Prozeß im Harnleiter oder Nierenbecken annehmen, deren oberste Schleimhautlage von den gleichen Zellen gebildet wird. Erscheinen Epithelien der Harnkanälchen im mikroskopischen Bild, wie sie bei der mikroskopischen Untersuchung des Harns beschrieben sind, so liegt eine Nierenschädigung vor.

Bei allen diesen Vorgängen treten in gehäuftem Maße auch weiße Blutzellen, Leukozyten, im mikroskopischen Bild auf. Bei Blasen- und Harnröhrenkatarrhen ist zudem der Harn in der Regel alkalisch, bei Nierenbeckenentzündungen dagegen sauer und stärker mit roten Blutkörperchen verunreinigt.

29. Wie sind die näheren Beziehungen zwischen Harnzylindern und Krankheitsvorgängen?

A.: Das gehäufte Auftreten von Epithelzylindern deutet auf eine akute Nierenentzündung hin; die granulierten Zylinder weisen auf eine tiefgreifende, ernste Nierenschädigung hin; sie treten besonders reichlich auch bei der Säurevergiftung Zuckerkranker auf; man spricht dann von „Komazylindern" (Koma = Bewußtlosigkeit, wie sie beim Diabetiker infolge Säurevergiftung eintreten kann).

Hyaline Zylinder können Ausdruck einer ernsten Nierenerkrankung (Stauungsniere) sein; sie erscheinen aber auch unter normalen Umständen im Harn, so nach heftigen Anstrengungen. Außerdem können sie vorkommen bei der früher (Eiweißgehalt des Harnes) erwähnten orthostatischen Albuminurie, in Fieberzu-

ständen und nach Verabreichung gewisser Medikamente, z. B. von Salicylsäurepräparaten.
Dagegen ist das Auftreten von Wachszylindern immer ein Zeichen einer schweren, chronischen Nierenentzündung.
Zylinder aus roten Blutkörperchen (Erythrozytenzylinder) können bei Nierenblutungen vorkommen. Im übrigen ist das Auftreten von roten Blutkörperchen im Harn in Verbindung mit Eiweiß bedeutungsvoll bei akuten Nierenentzündungen, wo es auf eine Schädigung der Blutgefäßknäuel (Glomeruli) in den Malpighischen Körperchen hinweist. (S. I. Teil.)

30. *Was bedeutet gehäuftes Auftreten von Blutzellen im Harnsediment?*

A.: Es ist auf entzündlich-eitrige Prozesse in den Harnorganen zurückzuführen. –
Auf die Ursache des Vorkommens von Fetttröpfchen und Fettsäurekristallen im Harnsediment brauchen wir hier nicht mehr einzugehen, da die Bedeutung eines Fettgehalts des Harns bereits in den Ausführungen über die Harnfärbung erwähnt wurde. –
Wichtig hinsichtlich der Deutung des mikroskopischen Harnbefundes sind besonders folgende Gesichtspunkte:

Reichliches Vorkommen von Plattenepithelien in Verbindung mit geschwänzten Epithelien, weißen Blutkörperchen und gelegentlich roten Blutkörperchen deutet auf einen Harnblasenkatarrh.
Reichliches Auftreten von geschwänzten Epithelien und weißen Blutkörperchen läßt auf Nierenbekkenkatarrh schließen.

Das Erscheinen von Zylindern und roten Blutkörperchen ist charakteristisch für eine Nierenentzündung.

Hyaline Zylinder, manchmal auch granulierte Zylinder bei geringem Gehalt an roten Blutkörperchen finden sich besonders bei Stauungsniere.
Immer ist in solchen Fällen der Harn auch eiweißhaltig.

31. *Wie kann sich in Krankheiten das spezifische Gewicht des Harns verändern?*

A.: Es kann eine Erhöhung oder eine Erniedrigung des spezifischen Gewichtes eintreten.
Eine Gewichtserhöhung findet statt oder kann stattfinden bei:

1. Zuckerkrankheit,
2. fieberhaften Krankheiten,
3. akuter Nierenentzündung,
4. Leberstauung,
5. Gicht und Rheumatismus,
6. Blutdrucksenkung,
7. vermehrter Harnsäurebildung.

Eine Verminderung des spezifischen Gewichts tritt ein oder kann eintreten bei:

1. Einfacher Harnruhr,
2. Nierenschrumpfung, Harnvergiftung, Nierenwassersucht,
3. Blutdrucksteigerung,
4. Blutarmut, Bleichsucht,
5. Migräne- und Kolikanfällen, Angstzuständen,
6. Darniederliegen des Stoffwechsels.

Wenn bei sonst normalen Harnen mit hohem spezifischen Gewicht eine Erhöhung der Körpertemperatur vorkommt, so kann aus diesem Umstand auf eine bevorstehende Infektionskrankheit geschlossen werden.

32. *Wie kann der Harn in Krankheitsfällen chemisch verändert sein?*

A.: Der Harn kann zunächst eigenartige Schwankungen in seiner chemischen Reaktion aufweisen: er kann stark sauer, alkalisch, neutral, d. h. weder sauer noch alkalisch, oder amphoter, d.h. gleichzeitig sauer und alkalisch sein.

33. In welchen Fällen tritt ein saurer Harn auf?

A.: Stark sauer kann der Harn außer bei schwerer Arbeit und überwiegender Fleischnahrung sein bei Fieber, Magengeschwür, Zuckerkrankheit, Weißblütigkeit und harnsaurer Diathese.

34. Wann kann ein alkalischer Harn vorkommen?

A.: Bei nervösen Schwächezuständen, hohem Blutdruck, Blutarmut, Bleichsucht, Blutstauung, Aufsaugung von Körperflüssigkeiten, schlechter Darmverdauung, Darmmuskelschwäche, Erbrechen, Geschwülsten, Absonderung alkalischer Flüssigkeiten in die Harnwege, Blasenkatarrh, alkalischer Harngärung, vorübergehend bei jeder Mahlzeit, dauernd bei gewohnheitsmäßigem Erbrechen, öfterem Gebrauch von kohlensauren und pflanzensauren Alkalien, z. B. durch Pflanzenkost, saure Weine, Arzneimittel, Mineralwasser.

35. Welche anderen chemischen Veränderungen des Harns können von Bedeutung für die Krankheitserkennung sein?

A.: Vermehrung oder Verminderung der normalen Harnbestandteile (vgl. I. Teil, 3. Abschnitt) sowie Auftreten neuer, im normalen Harn nicht vorkommender Bestandteile wie: Eiweißstoffe, Traubenzucker, Azeton-Azetessigsäure, Oxybuttersäure, Aminosäuren.

36. Welche diagnostische Bedeutung hat die Vermehrung bzw. Verminderung der normalen Harnbestandteile?

A.: Darüber gibt die folgende tabellarische Übersicht Hinweise.

Normaler Harnbestandteil	vermehrt	vermindert
Harnstoff	Fieberhafte Krankheiten mit Eiweißzerfall, Blutarmut, Zuckerkrankheit.	Leberschrumpfung, Leberkrebs, Nierenleiden mit hohem Eiweißgehalt des Harns, chronische Ernährungsstörungen bes. bei Kindern, Blutarmut, Lungenschwindsucht, Trunksucht, Hysterie, Fallsucht.
Purinbasen	Nierenentzündung, Weißblütigkeit, akute Leberatrophie.	
Harnsäure und harnsaure Salze (Urate)	Alle fieberhaften Krankheiten mit Behinderung der Atmung, Milz- und Leberstauung, Magen- und Darmkatarrh, Weißblütigkeit, gefährliche Blutarmut, bei Gicht während und nach einem akuten Anfall, harnsaure Diathese.	Gicht, Zuckerharnruhr, Lungenentzündung.
Oxalsäure, oxalsaure Salze (Oxalate)	Nervöse Verdauungsstörungen, Darmgärung, Schwächezustände, Neurasthenie, Gicht, Ischias, Gelbsucht, Tuberkulose und Krebs.	
Gallenfarbstoffe	Gelbsucht, Vergiftungen, Typhus, Scharlach, Lungenentzündung, Leberstörungen, Krebs.	
Urobilin und Urobilinogen	Leber- und Gallenkrankheiten, fieberhafte Infektionskrankheiten, Krankheiten des Herzens und der Lunge, Bleichsucht, Krebs, Blutungen, chronische Alkohol- und Blutvergiftung.	

Normaler Harnbestandteil	vermehrt	vermindert
Indikan	Gärungen im Dünndarm, Darmkrankheiten, Magenkatarrh, Magengeschwür, Magenkrebs, Magenerweiterung, fieberhafte Entzündungen, nervöse Einflüsse, Lungenschwindsucht mit Durchfällen, eitrige Brustfell-, Knochen- und Gelenkentzündung.	
Skatol	Darmverschluß, tuberkulöse Darmentzündung, diffuse Bauchfellentzündung, Abzehrung nach chronischen Leiden.	
Chloride	Rachitis, Resorption von Trans- und Exsudaten.	Nierenentzündung, Neigung zu Ödemen, Zirkulationsstörungen, Typhus, Scharlach, Magenerkrankungen, Erbrechen.
Phosphate	Weißblütigkeit, Nervenleiden, Blutstauungen.	Akute Nierenentzündung, Durchfälle bei Schwindsucht, Infektionskrankheiten.
Sulfate	Nierenerkrankungen mit Eiweißabgang.	
Schwefelwasserstoff	Eitrige Nierenbeckenentzündung, Harnzersetzung in der Blase.	

37. Welche diagnostische Bedeutung hat das Vorkommen von nicht im normalen Harn enthaltenen Verbindungen?

A.: Darüber soll die nachfolgende tabellarische Zusammenstellung einen Überblick geben:

Anomale Harnbestandteile	Vorkommen bei:
Eiweiß	Stauungen im Blutkreislauf, Eiterprozessen, Rippenfellergüssen, Erkrankungen des Nierengewebes, Gehirnerschütterung, Hirnhautentzündung, Fallsucht, Krämpfen, Typhus, Lungenentzündung, Diphtherie, Scharlach, Darmeinklemmung, Ausschlägen der Kinder, Furunkulose, Vergiftungen.
Traubenzucker	Zuckerharnruhr, Diphtherie, Typhus, Magenleiden, Fallsucht, Leberleiden, Altersbrand, starken Blutstauungen, Furunkeln, Vergiftungen.
Azeton	Zuckerharnruhr, Diphtherie, Typhus, Magen- und Darmkrebs, Geisteskrankheiten.
Azetessigsäure	Zuckerharnruhr (in Verbindung mit Azetessigsäure)
Fett	Phosphorvergiftung, chronischer Nierenentzündung und Blaseneiterung, Knochenbrüchen, Abmagerung, Skorbut, Hypochondrie, Wechselfieber, Schwindsucht, Zuckerkrankheit (selten), Fettsucht.
Aminosäuren (Zystin, Leuzin, Tyrosin)	Phosphorvergiftung, Leberschwund (Leberzirrhose), Gelbsucht, Typhus, Darminfektionen.

38. *Welche diagnostische Bedeutung hat der positive Ausfall der Diazo-Reaktion?*

A.: Er kann auf eine Typhuserkrankung hindeuten, kann Zeichen einer bestehenden Trichinose sein, ist wichtig für die Erkennung einer Tuberkulose und das Stadium ihres Fortschrittes, tritt bei akuten Infektionskrankheiten, namentlich Masern, ein und kann wesentlich zur Feststellung von Krebserkrankungen beitragen.

39. Welches sind die wichtigsten Erkrankungen der Harnorgane?

A.: Es sind:

1. Die akute Nierenentzündung,
2. Die chronische Nierenentzündung,
3. Die Schrumpfniere,
4. Die Stauungsniere,
5. Die Nierenbeckenentzündung,
6. Die Nierensteinkrankheit,
7. Der Blasenkatarrh.

40. Wie ist der Harn bei der a k u t e n Nierenentzündung (akute Nephritis) beschaffen?

A.: Die Harnmenge ist bei der akuten Nierenentzündung sehr stark verringert; sie beträgt durchschnittlich 200 bis 300 ccm im Tag und kann bis 50 ccm täglich sinken. Hört die Harnabscheidung vollständig auf, so ist dies ein sehr schlechtes Zeichen. Bei eintretender Besserung steigt die Harnmenge wieder an.

Die Reaktion des Harns ist schwach sauer, also normal. Das spezifische Gewicht ist meist erhöht und schwankt zwischen 1.020 und 1.040, bei Besserung sinkt es.

Die Farbe ist hellgelblich, bei Blutbeimischung dunkelbraunrot oder schwarz, bei geringem Blutgehalt fleischwasserähnlich.

Der Harn ist immer trübe infolge der Beimischung organischer Nierenbestandteile und weist einen Niederschlag auf, der beim blutfreien Harn blaß gelblich, beim bluthaltigen Harn dagegen dunkelbraun-rötlich erscheint. Der Harn ist jedoch stets frei von Blutgerinnsel im Unterschied zu Blutungen aus den unteren Harnwegen.

Die chemische Untersuchung zeigt als ständigen Bestandteil Eiweiß. Der Eiweißgehalt ist sehr hoch und kann über 10‰ betragen; bei der Kochprobe nimmt der entstehende Eiweißniederschlag meist die Hälfte des Reagenzglases ein.
Das reichliche Sediment ist locker und flockig und enthält neben harnsauren und oxalsauren Verbindungen Blutkörperchen, Nierenzylinder, Gewebsteile und Fett. Oft tritt im Verlauf der akuten Nierenentzündung Harnvergiftung (Urämie) auf. Diese kann sich durch Asthma, Kopfweh, Sehstörungen, Schlaflosigkeit, Übelkeit, Erbrechen, Aufregungen, Krämpfe, Schläfrigkeit, Bewußtlosigkeit u. a. m. bemerkbar machen.
Weiterhin kann die akute Nierenentzündung zur Bildung von Ödemen führen; tritt dieser Fall ein, so wird die Harnmenge sehr gering, die Eiweißstoffe sind vermehrt, der Kochsalzgehalt vermindert.
Nach einer Reihe von Infektionskrankheiten, sowie bei Typhus, schweren Erkältungen, Blutvergiftungen kann es zum Auftreten der akuten, blutenden Nierenentzündung kommen.

*41. Welche Eigenschaften zeigt der Harn bei der chronischen Nierenentzündung (*Nephritis chronica*)?*

A.: Bei der chronischen Nephritis ist die Harnmenge stets vermindert, allerdings nicht so stark wie bei der akuten Nephritis; sie beläuft sich durchschnittlich auf 800 bis 1200 ccm im Tage, während sie bei der akuten Nephritis 200 bis 300 ccm täglich beträgt. Es kommt aber auch vor, daß die tägliche Harnmenge das normale Maß von etwa 1500 bis 2000 ccm beträchtlich überschreitet, also eine krankhafte Harnvermehrung eintritt. Während der verminderte Harn eine dunkle Farbe, ein reiches Sediment und ein erhöhtes spezifisches Gewicht (1.020–1.040) aufweist, zeigt der vermehrte Harn eine blasse, gelbliche oder gelbgrünliche Farbe, dabei kein oder doch nur ein geringes grauweißes Sediment und eine Verminderung des spezifischen Gewichtes auf 1.012, selbst auf 1.006 und darunter. Die Reaktion des Harns bei der chronischen Nephritis ist im allgemeinen eine saure, kann jedoch in den Fällen, wo eine Harnvermehrung besteht, neutral bis alkalisch werden.

42. *Wie ist das Aussehen des Harns bei der chronischen Nierenentzündung?*

A.: Der Urin ist häufig getrübt durch Nierenbestandteile und kann infolge gesteigerter Blutzufuhr (Blutüberfüllung) und dadurch hervorgerufener Gefäßzerreißung eine blutige Beschaffenheit aufweisen. Dadurch verändert sich auch die Farbe, die von blaßgelb bzw. gelbgrünlich bis rotgelb sein kann. Der Eiweißgehalt ist ebenfalls verschieden, je nachdem ob ein heller oder dunkler Harn ausgeschieden wird. Im ersteren Fall ist er meist sehr niedrig und beträgt häufig kaum 1/2‰, im letzteren Falle kann er bis zu 5‰ betragen. Meist ist der Eiweißgehalt bei der chronischen Form geringer als bei der akuten. Der Niederschlag zeigt bei mikroskopischer Untersuchung viel Harnsäure und harnsaure Salze, sehr viele Nierenzylinder, Gewebsteile mit Fetttröpfchen, Eiterkörperchen u. a. m. Unter den Nierenzylindern kommen in Betracht:

hyaline Zylinder,
Wachszylinder,
granulierte Zylinder.

Die hyalinen Zylinder erscheinen, wie früher beschrieben, unter dem Mikroskop fast glashell und können deshalb leicht übersehen werden, wenn nicht zufällig sonstige geformte Bestandteile ihnen ankleben.
Die Wachszylinder sind eine Abart der hyalinen Zylinder, die sich aus letzteren entwickeln und in einem späteren Krankheitsstadium auftreten. Sie sind unter dem Mikroskop deutlicher zu erkennen als die hyalinen Zylinder.

Die granulierten Zylinder zeigen, wie wir ebenfalls bereits wissen, eine feinkörnige Beschaffenheit, d. h. sie sind mit zahlreichen mehr oder weniger gedrängt stehenden Partikelchen bedeckt und durchsetzt.
Sehr häufig kleben den Harnzylindern mancherlei sonstige geformte Bestandteile an, wie farblose Blutkörperchen (Leukozyten) und bei Nierenblutung auch rote Blutkörperchen (Erythrozyten), fettig-entartete Bindegewebszellen, Fetttröpfchen, Kristalle von Harnsäure, harnsauren Salzen u. a. m. Bei der chronischen Nierenentzündung kommt es meist zur Bildung von Ödemen und zur Blutdruckerhöhung; die Gefahr der Blutvergiftung durch Harnbestandteile (Urämie) ist sehr groß.

43. *Was für ein Harn kommt bei der Nierenschrumpfung vor?*

A.: Bei der Schrumpfung wird ein reichlicher, verdünnter Harn von niedrigem spezifischen Gewicht und geringem Niederschlag ausgeschieden. Die Farbe ist blaß bis hellgelb. Der Eiweißgehalt ist niedrig und kann auch ganz fehlen. Ödeme kommen bei der Nierenschrumpfung nicht vor. Dagegen ist der Blutdruck sehr hoch, so daß die Patienten oft an Gehirnschlag oder an Herzschädigungen zugrunde gehen.

44. *Welches sind die Hauptmerkmale des Harns bei der Nierenstauung?*

A.: Bei der Stauungsniere hat der Harn eine rotgelbe oder dunkelbraunrote Farbe, erhöhtes spezifisches Gewicht; die Harnmenge ist vermindert, die Reaktion stark sauer. Der Harn enthält größere Mengen von Gallenfarbstoffen, Urobilin und Harnsäure. Der Eiweißgehalt ist in der Regel gering, aber bei stark gesunkener Herzkraft erheblich. Je größer die Stauung, desto größer ist der Eiweißgehalt. Der Niederschlag enthält Harnsäure, harnsaure Salze, hyaline Zylinder, Gewebszellen, farblose Blutkörper, aber keine verfetteten Nierengewebszellen. Bei der Stauungsniere besteht Neigung zu Ödemen und große Urämiegefahr.

45. *Wie sind die Harnmerkmale bei der Nierenbeckenentzündung?*

A.: Bei jeder Nierenbeckenentzündung findet man Muzin (Schleim) vermehrt und mehr oder weniger große Eitermengen. Der Harn ist trübe, blaßgelb gefärbt und setzt einen starken Niederschlag ab; es findet sich stets Eiweiß, das aber zum größten Teil aus dem Eiter stammt (sogenanntes falsches Eiweißharnen), denn nach Entfernung des Eiters bleibt nur ein geringer Gehalt an Eiweiß übrig. Die Reaktion des Harns ist meistens sauer; sie kann in seltenen Fällen auch alkalisch sein.

Verstopft sich der Harnleiter auf der kranken Nierenseite und läßt den eitrigen Harn nicht abfließen, so wird dieser klar gelassen und stammt aus der gesunden Niere; wird das Hindernis für den Abfluß beseitigt, so wird plötzlich wieder viel Eiter entleert.

46. *Welche besonderen Eigenschaften hat der Harn bei der Niernensteinkrankheit?*

A.: Bei der Nierensteinkrankheit scheidet der Harn größere Mengen von Harnsäure, harnsauren und oxalsauren Salzen aus. Diese Ausscheidungen können sich auch in den verschiedenen Abschnitten der Harnwege, in den Harnkanälchen (sogenannte Niereninfarkte), in den Nierenkelchen und im Nierenbecken, in den Harnleitern, in der Harnblase und schließlich in der Harnröhre vorfinden. Die häufigste Bildungsstätte für diese Ausscheidungen, auch Konkremente genannt, sind die Nierenkelche und das Nierenbecken; innerhalb der Nieren selbst kommen sie selten zur Entwicklung.

Diese Konkremente treten in drei verschiedenen Formen auf: als pulverige Masse (Nierensand), als gröbere

Körnchen bis zur Größe eines Hirsekorns (Nierengrieß), endlich als kompakte Massen (Harnsteine), welche gewöhnlich die Größe einer Erbse oder Bohne haben, ausnahmsweise jedoch den Umfang eines Apfels, ja selbst einer Faust erlangen und ein Gewicht von einigen hundert Gramm und mehr erreichen können.

Nach den Hauptbestandteilen der Harnkonkremente unterscheidet man solche aus reiner Harnsäure nebst harnsauren Salzen (harnsaures Natrium, harnsaures Ammonium), solche aus oxalsaurem Kalk (Oxalatsteine), aus phosphorsaurer Ammoniak-Magnesia und phosphorsaurem Kalk (Phosphatsteine), und dann noch einige seltenere Arten: aus kohlensaurem Kalk (Karbonatsteine), aus Zystin, Xanthin u. a. m.

Die Bildung von Sand, Grieß und Steinen kommt in jedem Lebensalter vor. Am meisten findet man die Nierensteinkrankheit im späteren Alter, und zwar bei Männern häufiger als bei Frauen.

47. *Welche Eigenschaften zeigt der Harn bei Blasenkatarrh?*

A.: Bei der akuten Blasenentzündung wird im Anfang unter heftigem Drang ein heller Harn ausgeschieden; der Drang ist sehr häufig, die Entleerung der letzten Tropfen ist sehr schmerzhaft, auch kann etwas Blut mit entleert werden. Im weiteren Verlauf wird der Harn trübe entleert, indem sich viel Eiter beimengt, der einen reichlichen Niederschlag bildet. Unter dem Mikroskop findet man Eiterkörperchen, Pflastergewebszellen, zuweilen auch spärliche rote Blutkörperchen und bei beginnender ammoniakalischer Zersetzung des Harns die bekannten braunen Kugeln des harnsauren Ammoniaks oder die sargdeckelförmigen Kristalle der phosphorsauren Ammoniak-Magnesia.

Bei der chronischen Blasenentzündung sind die quälenden Erscheinungen des Harndranges, des Schmerzes beim Harnlassen weniger deutlich ausgeprägt. Die Beschaffenheit des Harns bei der chronischen Blasenentzündung ist in leichten Fällen trübe und molkig und enthält – wie bei akutem Blasenkatarrh – Schleim, Gewebszellen, Eiterkörperchen, Eiweiß usw. Die Zeichen einer Harnzersetzung können aber noch fehlen oder doch nur schwach hervortreten, d. h. der Harn kann noch sauer oder erst schwach alkalisch sein. In schlimmen Krankheitsformen zeigen sich aber weit bedeutendere Harnveränderungen, und diese beruhen im wesentlichen auf einer durch Spaltpilze verursachten, völligen Zersetzung des Harns, bei welcher sich der Harnstoff in kohlensaures Ammoniak umsetzt. Ein gänzlich zersetzter Harn ist stark alkalisch und besitzt eine jauchige Beschaffenheit, seine Farbe ist schmutzig, braunrot oder schwärzlich durch aufgelöste Blutkörperchen, sein Geruch widerlich ammoniakalisch und urinös durch die sich zersetzenden eiweißhaltigen Stoffe. Die Eiterkörperchen sind in Auflösung begriffen oder durch das auf sie einwirkende Ammoniak bereits völlig aufgelöst und in eine klebrige, zähe Gallertmasse verwandelt, welche beim Umgießen des Harns von einem Gefäß in ein anderes sichtbar und häufig als wirklicher Schleim angesehen wird.

In dem schmutzigen Sediment findet man außerdem die in alkalischem Harn unlöslichen Erdphosphate, die bereits oben erwähnten Ammoniakkristalle, sowie zahlreiche Bakterien. In ganz schweren Fällen kommen abgestoßene Fetzen der Blasenschleimhaut im Niederschlag vor.

48. *Wie kann man bei Entzündungen der Harnorgane den Ort der Entzündung in schneller und einfacher Weise bestimmen?*

A.: Durch die Drei-Gläser-Probe. Der Patient muß seinen Morgenharn portionsweise in drei bereitgestellte Gläser entleeren.

1. Glas	2. Glas	3. Glas	Ort der Entzündung
trüb	klar	klar	vordere oder hintere Harnröhre oder in beiden Teilen.
leicht getrübt	stärker getrübt	klar	Blase
klar oder nur schwache Trübung	klar oder nur schwache Trübung	getrübt	Nieren oder Harnleiter
trüb	trüb	trüb	Blase und Nieren

49. Wie ist der Harn bei der Bleichsucht beschaffen?

A.: Bei der Bleichsucht ist der Harn auffallend blaßgelb, ja oft wasserhell gefärbt; dies beruht auf der geringen Beimischung von Harnfarbstoff; tritt Fieber hierbei ein, dann wird der Harn dunkler. Das spezifische Gewicht ist niedrig infolge des geringen Gehaltes an Harnstoff; die Harnmenge ist durchweg vermehrt, die Reaktion ist schwach sauer bis alkalisch, weil die Muskeltätigkeit darniederliegt und der Stoffwechsel verlangsamt ist; damit hängt auch das Auftreten von phosphorsauren Salzen (Phosphaten) im Harn zusammen. Bei rapidem Verlauf der Bleichsucht tritt Urobilin im Harn auf.

50. Welche Eigenschaften zeigt der Harn bei der Blutarmut?

A.: Wie bei der Bleichsucht sind auch hier vorhanden: helle Farbe, niederes spezifisches Gewicht, vermehrte Menge, schwach saure bis alkalische Reaktion, vermehrte Phosphatabscheidung und bei nervösen Einflüssen Vermehrung des Indikans. Kreatinin, Harnstoff und Harnsäure sind bei der einfachen Blutarmut vermindert, dagegen vermehrt bei der gefährlichen Blutarmut (Perniziöse Anämie). Bei der letzteren Krankheit ist das spezifische Gewicht hoch und im Harn oft Eiweiß und viel Urobilin infolge Blutzerfalls enthalten.

Tabellarische Übersicht über die Beschaffenheit des Harns bei den wichtigsten Nierenkrankheiten

Krankheits-bezeichnung	Tagesmenge	Spez. Gewicht	Farbe	Eiweißgehalt	Beschaffenheit des Niederschlags
Akute Nieren-entzündung	vermindert 200–300 ccm	1.020–1.040 bei Blutgehalt niedriger	trübblutig bis schwärzlich	sehr stark 4–5‰	reichlich, Zylinder mit Gewebsteilen, Blutkörpern, Fett.
Chronische Nierenent-zündung	800–1200 ccm	normal	gelbtrüb, rotblutig	reichlich	sehr viel Zylinder, Nie-rengewebsteile fettig verändert.
Schrumpfniere	stark vermehrt bis 5 Liter	sehr niedrig bis 1.002	blaßgelb, klar	sehr gering 1‰ oder fehlend	sehr gering, vereinzeltes Vorkommen von Zylindern.
Stauungsniere	300–500 ccm	bis 1.030	rotgelb, klar	je nach Stauung vermehrt	Harnsäure, harnsaure Salze, rotgefärbtes ziegelmehlartiges Sedi-ment, Zylinder, verfet-tete Nierenbestandteile nicht vorhanden.
Speckniere Amyloidniere	schwankend normal, etwas vermehrt	normal 1.060–1.022	klar gelb, blaß	verschieden	Gering, meist viele lange, glasartig durch-scheinende Nierenbe-standteile, (hyaline) Zylinder, weiße Blutkörperchen.

51. Was für ein Harn tritt bei der Weißblütigkeit (Leukämie) auf?

A.: Bei dieser Krankheit ist die Harnmenge normal, und der Harn hat im Gegensatz zur Bleichsucht und Blutarmut eine dunkle Farbe und ein spezifisches Gewicht von 1.020 bis 1.027. Die Reaktion ist stark sauer und die Harnsäure stark vermehrt. Der Harnstoff scheint bald vermehrt, bald vermindert zu sein; vermehrt sind weiterhin Purinbasen, Phosphate und Muzin. Der Kochsalzgehalt ist herabgesetzt. Eiweiß kommt nur bei schweren Fällen von Blutzersetzung vor.

*52. Wie ist der Harn bei der Zuckerharnruhr (*Diabetes mellitus*) beschaffen?*

A.: Bei der Zuckerharnruhr ist die Harnmenge stark vermehrt und beträgt bis zu 10 Liter und darüber am Tage. Jedoch kommen auch solche Fälle vor, in denen die Harnmenge gar nicht oder nur wenig vergrößert ist. Das spezifische Gewicht ist sehr hoch, 1.030 bis 1.045 und darüber. Die Farbe ist wasserhell und blaßstrohgelb. Der frisch gelassene Harn hat meistens nur einen schwachen Geruch. Der Geruch verändert sich, wenn der im Harn vorhandene Zucker in Gärung übergeht, es ist ein typischer Aldehydgeruch.*)

Bei länger bestehender und hochgradiger Zuckerharnruhr wird der Geruch des Harns sauer und durchdringend. Der diabetische Harn erleidet nicht leicht Zersetzungen; niemals nimmt er einen ammoniakalischen Geruch an. Aber wenn er gestanden hat, wird sein spezifischer Geruch allmählich stärker und erinnert an Traubenmost, dann an Alkohol. Dies hängt damit zusammen, daß der Zucker die Alkoholgärung eingegangen ist und sich in Alkohol und Kohlensäure gespalten hat.

*) Aldehyde sind organische Verbindungen, die durch Sauerstoffzufuhr in Säuren übergehen.

Erhitzt man zuckerhaltigen Harn, so strömt er einen Karamelgeruch aus. Erhitzt man mit Kali und Salpetersäure, so entstehen braune Dämpfe, die sehr stark nach verbranntem Zucker riechen. Die Zuckermenge schwankt je nach der Nahrung und dem Grad der Erkrankung in weiten Grenzen (von 0,5 bis 10%). So steigern kohlehydratische Nahrungsmittel, Erregungen und Nervenkrankheiten die Ausscheidung, während eiweißreiche Nahrung, Muskelanstrengungen usw. sie vermindern. Der Harnstoff ist vermehrt, verschwindet in dem Maße, wie sich der Zucker vermehrt, kommt aber bei abnehmendem Zuckergehalt wieder. Die Harnsäureausscheidung ist vermindert, Phosphate sind vermehrt. In vorgeschrittenen bzw. schweren Fällen der Krankheit treten Azeton, Azetessigsäure und Oxybuttersäure auf.

53. *Wie unterscheidet sich der Harn bei der zuckerfreien Harnruhr (*Diabetes insipidus*) von dem Harn bei der echten Zuckerharnruhr (*Diabetes mellitus*)?*

A.: Bei der zuckerfreien Harnruhr hat der Harn im Gegensatz zu dem zuckerhaltigen Harn bei der echten Zuckerharnruhr ein sehr niedriges spezifisches Gewicht. Es überschreitet selten 1.005 bis 1.010 und sinkt häufig noch weit tiefer, auf 1.001 bis 1.0005 herab.

54. *Wie ist der Harn bei der Gicht beschaffen?*

A.: Bei der Gicht ist die Harnsäuremenge im Körper stark vermehrt, die Ausscheidung im Harn dagegen vermindert. Dies hängt damit zusammen, daß die Harnsäure, bzw. die harnsauren Salze im Blut und den Geweben des Körpers abgelagert sind, wodurch eine Art Vergiftung des gesamten Körpers und eine Stauung in den Lebervenen entsteht. Bei einem akuten Gichtanfall wird die Harnsäure in stärkerem Maße durch die Nieren ausgeschieden, wodurch der Harn ein dem Fieberharn ähnliches Aussehen bekommt. Mit dem Nachlassen der

Anfälle nimmt er wieder seine normalen Eigenschaften an. Vor Ausbruch oder bei Nachlaß eines Gichtanfalles beobachtet man oft einen ekelhaften säuerlichen Geruch des Harns. Die Gicht pflegt im weiteren Verlauf nicht ohne Einfluß auf die Nieren zu bleiben, denn schon bei akuten Anfällen ist oft Eiweiß zu finden, das aber mit dem Nachlassen der Anfälle verschwindet; bei der chronischen Gicht kommt es zur Bildung der sogenannten „Gichtniere", d. h. einer durch Ablagerung von harnsauren Salzen in ihrem Umfang und ihrer Beschaffenheit stark verkleinerten und veränderten *Niere.*

55. Welche besonderen Eigenschaften zeigt der Harn bei fieberhaften Krankheiten?

A.: Die meisten Fieberharne zeigen folgende Eigenschaften:

1. Verminderte Menge,
2. Dunkle rote Farbe,
3. Erhöhtes spezifisches Gewicht,
4. Roter Niederschlag von harnsauren Salzen,
5. Vermehrung von Harnsäure, Urobilin, Gallenfarbstoffen,
6. Vorkommen von wärmelöslichen Eiweißstoffen (Albumosen),
7. Eiweiß erscheint auf der Höhe der Krankheit, um bei Besserung wieder zu verschwinden,
8. Verminderung des Kochsalzgehaltes.

56. Welche Eigenschaften hat der Harn bei chronischen Herzfehlern?

A.: Bei chronischen Herzfehlern ist der Harn stark sauer und hat einen hohen Gehalt an harnsauren Salzen. Bei starken Stauungen im Kreislauf tritt Eiweiß auf, ebenso bei großer Wasserarmut des Harns. Wenn diese Stauungen nachlassen und sich die Herzkraft wieder hebt, dann verschwindet das Eiweiß im Harn wieder, vorausgesetzt, daß keine Nierenerkrankung vorliegt. Tritt eine stärkere Blutung auf, so muß mit einer Schädigung der Niere gerechnet werden. In dem Maße wie die Herzkraft nachläßt bzw. sich hebt, verändert sich auch die Menge und die Konzentration des Harns. Bei verminderter Herztätigkeit und verringertem Blutdruck ist die Harnmenge vermindert und die Konzentration stark, bei sich hebender Herztätigkeit wird die Harnmenge größer und die Konzentration geringer. Das letztere ist auch der Fall, wenn infolge von Herzleiden auftretende wassersüchtige Anschwellungen (Ödeme) wieder vom Körper aufgesaugt werden. Menge, spezifisches Gewicht und Eiweißgehalt sind von großer Bedeutung bei der Harnuntersuchung der Herzkranken.

57. *Welche Veränderungen treten im Harn bei Herzschwäche auf?*

A.: Bei Erlahmung der Herzkraft tritt ein sogenannter Stauungsharn auf. Der Harn bekommt eine dunkle Farbe; in einigen Fällen erscheint auch Gallenfarbstoff im Harn, besonders dann, wenn durch stärkere Überfüllung der Leber (Leberschwellung, Leberstauung) die Gallengänge verstopft sind. Bei dieser Blutstauung in den Lebervenen hat der Harn eine dunkelbraune bis dunkelrote Farbe und hohes spezifisches Gewicht; die Harnmenge ist vermindert; es tritt viel Harnsäure und Urobilin auf, und in der Kälte bildet sich ein Niederschlag, der sich beim Erwärmen wieder löst.

58. *Wie sieht der Harn bei nervösen Herzleiden aus?*

A.: Er ähnelt demjenigen von Nervenkranken, indem er meist blaßgelb gefärbt ist, ein geringes spezifisches Gewicht hat und schwach sauer bis alkalisch reagiert. Oft finden sich im Harn von nervösen Herzkranken Phosphate, zuweilen auch Indikan.

59. Welche Eigenschaften weist der Harn bei der Lungenentzündung auf?

A.: Bei der Lungenentzündung hat der Harn eine dunkelrote Farbe, reagiert stark sauer, es setzt sich ein ziegelmehlroter Niederschlag ab. Die Urobilin-Reaktion ist immer positiv; ein Fehlen der Reaktion zeigt an, daß keine Lungenentzündung vorhanden ist. Besonders die Bestimmung des Kochsalzgehaltes ist hier von Wichtigkeit; derselbe kann vermindert sein und auf der Höhe der Krankheit ganz verschwinden, was als ein schlechtes Zeichen angesehen wird. Ein vermehrtes Vorhandensein des Kochsalzes ist dagegen immer ein günstiges Zeichen. Auf der Höhe der Krankheit enthält der Harn Albumosen, Eiweiß, Gallenfarbstoffe, dagegen sind die Phosphate vermindert im Gegensatz zur Tuberkulose, wo eine Vermehrung auftritt. Vermehrung von Eiweiß, Albumosen, Urobilin und Verminderung des Kochsalzgehaltes sind typisch für Lungenentzündung.

60. Wie gibt sich die Rippenfellentzündung im Harn zu erkennen?

A.: Bei Beginn dieser Krankheit findet sich Stauungs- bzw. Fieberharn und erst beim Anwachsen des Exsudates (d. i. eine durch Entzündung entstandene wässerig-eitrige Flüssigkeitsansammlung) treten wichtige Störungen auf. Die Exsudate drücken auf das Herz und die großen Gefäße, wodurch die Adern ungenügend gefüllt werden, in den Nierenschlagadern sinkt der Blutdruck, und die Harnbildung vermindert sich. Die Verminderung der täglichen Harnmenge kann sehr beträchtlich werden und bis auf 200 ccm heruntersinken. Das Wiederansteigen der Harnmenge ist ein gutes Zeichen. Wichtig ist das Vorkommen von Eiweiß im Harn, dessen Gehalt um so stärker ist, je größer die Stauung wird. Mit dem Nachlassen des Fiebers und des Stauungsdruckes geht auch das Eiweiß zurück und verschwindet zuletzt ganz. Von diagnostischer Bedeutung bei eitriger Brustfellentzündung ist das Vorkommen von Albumosen im Harn. (S. auch den Abschnitt „Der Harn bei Tuberkulose".)

61. *Wie ist der Harn bei Magenkatarrh beschaffen?*

A.: Der Harn kann hier sehr verschiedenartig sein; so hat er bei schlechter Verdauung und Erbrechen eine helle Farbe und eine neutrale oder alkalische Reaktion, dagegen bei akutem Magenkatarrh eine dunkle Farbe und eine saure Reaktion. Beim Kochen des Harns unter tropfenweiser Zufügung von Salpetersäure wird derselbe burgunderrot mit violettem Schaum, was auf einer Vermehrung des Indikans beruht, ein Fall, der einmal bei zu wenig Magensäure, bei Erkrankungen des Dünndarms und bei Magengeschwür eintritt. Auch Gallenfarbstoffe kommen bei akutem Magenkatarrh im Harn vor, bedingt durch katarrhalische Gelbsucht.

62. *Was für einen Harn beobachtet man bei Magenerweiterung (Gastrektasie)?*

A.: Einen blassen Harn mit mehr oder weniger starkem Gehalt an Indikan.

63. *Wie ist der Harn bei Darmkatarrh?*

A.: Bei Dünndarmkatarrh ist im Harn das Indikan stark vermehrt, während es bei Dickdarmerkrankungen mitunter normal ist und sehr oft von Gallenfarbstoffen begleitet wird.

64. *Welche diagnostischen Merkmale zeigt der Harn bei Magen- bzw. Darmgeschwüren?*

A.: Bei Magengeschwür ist immer Harnsäure und Urobilin vorhanden, bei Magenkrebs enthält der Harn Azeton, Albumosen und Tyrosin.

Die Harnmenge ist normal, tritt jedoch Erbrechen ein, so ist sie konzentriert. Bei leichtem Erbrechen ist der Harn alkalisch, bei dauerndem Erbrechen sauer.

Von besonderer Bedeutung ist bei Magen-Darmerkrankungen das Vorhandensein von Indikan. Und zwar ist:

Indikan vermehrt – bei zu wenig Magensäure und Dünndarmerkrankungen.

Indikan vermindert – bei überschüssiger Magensäure und Dickdarmerkrankungen.

Indikan meistens vermehrt – bei blutendem Geschwür.

65. *Welche Eigenschaften weist der Darm bei der Darmeinklemmung auf?*

A.: Die Harnmenge ist vermindert, die Farbe dunkel und die Konzentration hoch. Sehr wichtig ist hier der Nachweis des Indikans. Bei Dickdarm-Verschluß ist das Indikan nicht vermehrt, während es bei Dünndarmverschluß sehr stark gesteigert ist, da die Eiweißkörper im Dünndarm leichter in Fäulnis übergehen. Auch Eiweiß findet sich häufig. Je mehr Eiweiß auftritt, desto stärker ist der Darm in Mitleidenschaft gezogen. Die Zu- bzw. Abnahme des Eiweißgehaltes ist bei der Darmeinklemmung von großer Bedeutung.

66. *Welche Veränderungen kommen bei der Bauchfellentzündung im Harn vor?*

A.: Der Harn wird spärlich gelassen, ist dunkelfarbig, stark sauer und hat ein hohes spezifisches Gewicht. Indikan und Gallenfarbstoffe sind stark vermehrt.

67. *Wie ist der Harn bei Gallenleiden beschaffen?*

A.: Der Harn enthält immer Gallenfarbstoffe und weist eine grün-gelbe bzw. braun-grün-rote Färbung auf. Der Schaum ist beim Schütteln gelb bis grüngelb gefärbt. Ein solcher Harn ist meistens klar, selten trübe oder niederschlaghaltig, wobei er dann Gewebsteile enthält.

Bei der Gelbsucht ist der Harn dunkel gefärbt bis bierbraun und hat einen dunkelgelben Niederschlag.

68. *Wie ist der Harn bei Leberleiden?*
A.: Bei ausgesprochenen Lebererkrankungen ist der Harn dunkelbraunrot gefärbt und enthält mehr oder weniger starke Mengen an Urobilin.

69. *Wie sind die Harnsymptome bei Nervenerkrankungen?*
A.: Der Harn zeigt eine helle Farbe, die Symptome sind die gleichen wie bei der Blutarmut, die Harnmenge ist vermehrt, das spezifische Gewicht ist niedrig. Der Harn ist durch Phosphate getrübt, die Reaktion ist schwach sauer bis alkalisch. Vermehrte Menge, helle Farbe, niedriges spezifisches Gewicht, trüber Harn, Vorhandensein von Phosphaten und auch von Indikan sind charakteristisch für Nervenstörungen. Das Vorhandensein der Phosphate deutet auf einen vermehrten Zerfall der Nervensubstanz hin. Es besteht der Drang nach öfterem Harnlassen.

70. *Wie kann der Harn bei der Epilepsie (Fallsucht) beschaffen sein?*
A.: Die Harnmenge kann sehr stark vermehrt sein (nervöse Polyurie); auch können Eiweiß und Zucker im Harn auftreten.

71. *Welche Harnsymptome beobachtet man bei Gehirn- und Rückenmarksleiden?*
A.: Bei Gehirn- und Rückenmarksleiden kommen neben Phosphaten Gallenfarbstoffe und bei schweren Fällen Eiweiß vor. Das Auftreten von Zucker und Azeton ist ein schlechtes, meist bedrohliches Zeichen.

72. *Welche Harnsymptome treten bei Tuberkulose auf?*
A.: Die hauptsächlichsten Veränderungen in dem Harn der Tuberkulosekranken können folgende sein: der Harn ist von blassem Aussehen, sein Geruch ist stechend. Bei

auffallendem Licht zeigt sich im Reagenzglas ein randständiger bläulicher Schimmer. Am Boden des Glases bildet sich nach 5 bis 10stündigem Stehen des Harns eine graue, staubförmig aussehende Masse, die sich bei mikroskopischer Untersuchung als aus Schleim und Gewebsteilen bestehend erweist. Der Gehalt an Harnstoff ist vermindert, bei Durchfällen tritt auch eine Verminderung der Phosphate ein. Wichtig ist das Vorkommen von Indikan bei fortgeschrittener Tuberkulose mit gleichzeitig auftretenden Durchfällen. Bei tuberkulöser Darmentzündung tritt Skatol im Harn auf. Diazo-Reaktion tritt oft ein bei tuberkulöser Gehirnhauterkrankung und im Endstadium der Miliartuberkulose.